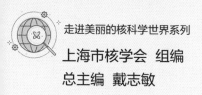

走进美丽的核科学世界系列

上海市核学会 组编

总主编 戴志敏

守护你的甲状腺

核医学有绝招

余飞◎编 著

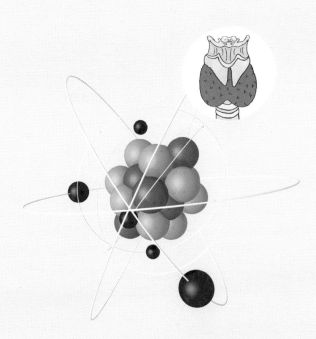

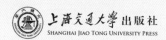

上海交通大学出版社
SHANGHAI JIAO TONG UNIVERSITY PRESS

内容提要

　　本书融知识性、科学性、实用性于一体,对甲状腺核医学的基本知识,核医学在甲状腺疾病诊治中所处的地位、充当的角色、实现的价值等做了全面阐述。此外,针对不同的甲状腺疾病分类介绍了其相对应的核医学诊疗方法,展现了核医学先进的诊疗手段在甲状腺疾病治疗领域中的应用价值。本书在保证专业性的基础上,力求将文字语言通俗化,使读者能轻松掌握甲状腺核医学知识。本书既适合作为普及核医学知识的科普读物,也适合作为健康读物,供希望了解甲状腺疾病及其治疗方法的普通民众阅读。

图书在版编目(CIP)数据

守护你的甲状腺:核医学有绝招/余飞编著. —上海:上海交通大学出版社,2021

(走进美丽的核科学世界系列)

ISBN 978-7-313-24762-9

Ⅰ.①守…　Ⅱ.①余…　Ⅲ.①甲状腺疾病-核医学　Ⅳ.①R816.6

中国版本图书馆 CIP 数据核字(2021)第 038390 号

守护你的甲状腺——核医学有绝招
SHOUHU NI DE JIAZHUANGXIAN——HEYIXUE YOU JUEZHAO

编　　著:余　飞

出版发行	上海交通大学出版社	地　　址	上海市番禺路 951 号
邮政编码	200030	电　　话	021-64071208
印　　制	上海锦佳印刷有限公司	经　　销	全国新华书店
开　　本	880mm×1230mm　1/32	印　　张	5
字　　数	110 千字		
版　　次	2021 年 6 月第 1 版	印　　次	2021 年 6 月第 1 次印刷
书　　号	ISBN 978-7-313-24762-9		
定　　价	49.00 元		

走进美丽的核科学世界系列

丛书编委会

总主编

戴志敏（中科院上海应用物理研究所所长、上海市核学会
　　　理事长，研究员）

编委（按姓氏笔画排序）

马余刚（复旦大学现代物理研究所，教授、中国科学院院士）

支　敏（中科院上海应用物理研究所，研究员）

田　林（上海核工程研究设计院，研究员级高工）

吕战鹏（上海大学材料科学与工程学院，研究员）

许道礼（中科院上海应用物理研究所，研究员）

孙　扬（上海交通大学物理与天文学院，教授）

李景烨（上海师范大学化学与材料科学学院，研究员）

余　飞（同济大学附属第十人民医院，教授）

宋少莉（复旦大学附属肿瘤医院，教授）

陆书玉（上海市环境科学学会，教授级高工）

郑向鹏（复旦大学附属华东医院，教授）

赵明华（中科院上海应用物理研究所，研究员）

赵晋华（上海交通大学附属第一人民医院，教授）

戚文元（上海市农业科学院，研究员）

康向东（上海中医药大学附属普陀医院，教授）

韩　玲（中国人民解放军海军军医大学海军医学系，教授）

颜崇淮（上海交通大学医学院附属新华医院，教授）

走进美丽的核科学世界系列

总　序

核科学的发展起源于物质放射性的发现。1896 年法国物理学家贝可勒尔发现铀的天然放射性后，迅速引起了一大批科学家的极大兴趣，他们为揭示物质组成的奥秘而展开了一场空前的竞赛。

居里夫妇系统地研究了当时已知的其他所有元素，发现铀与钍及其化合物都具有天然放射性，并发现了比铀放射性更强的元素钋与镭。居里夫妇于 1898 年发表了他们的研究成果，证实了发射射线是放射性元素的特性。由于放射性的发现，居里夫妇与贝可勒尔分享了 1903 年的诺贝尔物理学奖。就在居里夫妇发现镭的当年(1897 年)，英国物理学家汤姆孙发现了电子，并因此获 1906 年的诺贝尔物理学奖。随后，汤姆孙的学生卢瑟福证实了由放射性衰变产生的 α 射线就是氦原子核，为此获 1908 年的诺贝尔化学奖。1919 年，卢瑟福利用人工核反应发现了质子，并预言了中子的存在，后于 1932 年为其学生查德威克所证实，查德威克因发现中子而获得了 1935 年的诺贝尔物理学奖。汤姆孙、卢瑟福、查德威克的发现揭示了原子核的存在，从此人类开启了对原子核结构性质与应用的研究。

1938 年，德国物理学家哈恩在实验中发现了铀原子核的裂变。随后，被誉为"原子弹之母"的莉泽·迈特纳在遭受纳粹迫害流亡他乡的路途中运用爱因斯坦的质能方程给出了核裂变实验及其释放巨大能量的解释。哈恩因发现核裂变获得了1944年的诺贝尔化学奖。1942年,意大利著名物理学家费米在美国芝加哥大学实现了人类历史上第一个核裂变链式反应,人类深入研究与利用核能的历史帷幕自此拉开。核能的发现首先被用于军事,第二次世界大战期间,德国的"纳粹核计划"催生了美国的"曼哈顿计划",最终核武器首先在美国研制成功。我国分别于1964年、1967年和1974年拥有了自己的原子弹、氢弹与核潜艇,拥有了战略核力量并建立了完整的核燃料循环体系。

从物质深层结构的探索到核技术的广泛研究应用,核科学在20世纪初开始蓬勃发展,成为20世纪人类最重大的创造之一。随着学科间的交叉融合,核科学技术在核物理、反应堆、加速器、核电子学、辐射工艺、核农学、核医学、核材料,以及环境、生物、考古、地质与国防安全等领域广泛应用,并与人类的生存和发展息息相关。

核能是世界上清洁、高效、安全并可规模化应用的绿色能源,在人类开发新能源的征程中,核能对人类的生存发展和国家地位与安全发挥了重大作用。当下,核能应用已成为衡量综合国力的一项重要指标,也是当前各国解决能源不足和应对气候变化的重要战略。在确保安全的前提下,积极有序地发展核能对我国确保能源长期稳定供应及实现2060年碳中和尤为重要。核科学备受人们关注的另一个重要应用是面向人民生命健康的核医学。作为核裂变副产品的放射性同位素可以用来诊断和治疗肿瘤,以及心血管、甲状腺、骨关节和其他器官疾病;核标记免疫分析让病变无处遁形;基于粒子加速器的质子、重离子治疗可以有效杀死癌细胞而对正常细胞影响很小,是精准医学诊

守护你的甲状腺——核医学有绝招

治领域不可或缺的工具;核技术还可破译中医药千年"密码",为人类健康保驾护航。在农业上,辐射育种可获得优良品种;辐照保鲜不仅可以提高农产品与食品的质量,而且可以延长储藏时间,成为食品的安全卫士。另外,辐射加工可以使各类材料改性从而获得优质性能,还可用于医疗器材消毒、环境污染物处理等,能极大地改善人们的生存环境。形形色色的粒子加速器则是各类辐射粒子源的"加工厂",是研究核科学、发展核技术的重要手段。

然而,由于公众对核科学缺乏基本的认识,再加上一些不恰当的宣传和误导,"恐核"现象依然存在。因此,核科学知识亟待普及。

上海市核学会一直致力于核科学技术的传播与推广,组织编写和出版过一系列学术专著及科普丛书。在学术专著方面,近年来,原理事长杨福家先生作为总主编的"核能与核技术出版工程"已出版近30种图书,入选了"十二五"与"十三五"国家重点图书出版规划项目;其中,原理事长赵振堂先生主编的子系列"先进粒子加速器系列"是本丛书中的特色系列,得到了国家出版基金的支持。另外,丛书中部分英文版图书已输出至国际著名出版集团爱思唯尔与施普林格,在学术界与出版界都取得了良好的社会效益。在科普书方面,上海市核学会曾在20世纪80年代组织编写过一套核技术丛书,主编由时任上海市核学会理事长的张家骅先生担任,当时对普及与推动核技术应用起到了积极作用。40年过去了,核技术有了更多更新的发展,应用领域不断拓展,核科普宣传也应该顺应时代发展,及时更新知识。经与上海交通大学出版社多次讨论,上海市核学会决定启动新时代的核科普丛书"走进美丽的核科学世界系列"的编撰工作。本科普丛书的编写队伍由上海市核学会各专业分会学者、高级科普专家，以及全国核科学领域爱好科普宣传的优秀学者联合组成。丛书按不同主题划分为不同分册，分别介绍核科学的基础研究以及在各个领域的应用。丛书运用大众能接受的语言，并辅以漫画或直观图示，将趣味性、故事性、人文历史元素与具体科学研究的产生、发展和应用融合在一起，展现科学、思想方法的过程美，突出核科学技术的应用美。希望本丛书的出版能让大众真正认识和理解核科学，并且发现核科学的"美"，从而提高科学素养，走近核科学，受益于核科学，推动核科学更好地为人类服务。

戴志敏

2021 年 3 月

序 一

很多人"谈核色变",对"核"的理解还停留于原子弹、核辐射和核污染层面,却不知核技术目前已广泛应用于电力、医学、农业等多个民用领域。其中,核医学正是核技术在医学领域和平应用的产物,在科研、诊断、治疗等方面,为呵护人类健康做出了巨大贡献。

核医学是应用放射性核素及其射线来诊断、治疗和研究疾病的一门新兴学科。近三十年来,核医学技术日新月异,临床应用范围很广,如应用于肿瘤的早期诊断,良、恶性肿瘤鉴别,肿瘤复发检测,冠心病早期诊断,甲状腺疾病诊断及治疗,肿瘤骨转移的诊断和治疗等。值得一提的是,碘－131治疗甲状腺功能亢进(简称甲亢)是核素治疗中应用最早、范围最广的一种方法,这种方法治愈率高,复发率低,方法简便、安全、经济。然而,有些患者会担忧核素治疗的安全性,这也是我们核医学科医生在临床工作中经常遇到的问题。不乏有患者因担心核辐射而放弃核医学的治疗方法,极大地影响了治疗效果,这一现象是我们核医学科医生所不愿见的。自《"健康中国 2030"规划纲要》提出之后,人们对健康知识越来越重视且需求越来越大,现阶段国内需要一部更贴近普通百姓的核医学科普书籍,助力核医学的临床应用。

同济大学附属第十人民医院核医学科为国家药物临床试验基地,入选上海市公共卫生体系建设三年行动计划重点学科(核医学与放射卫生学)。余飞教授作为同济大学临床核医学研究中心副主任和同济大学附属第十人民医院临床核医学中心副主任,此次受邀编写《守护你的甲状腺——核医学有绝招》科普书。纵观近年来关于甲状腺核医学的书籍,多为学术专著,本书的问世则可以弥补此领域科普书籍的缺憾。本书内容专业严谨,表述方式通俗易懂,全面地向普通百姓展示了核医学技术在甲状腺疾病方面的应用,易于大众理解,利于消除大众对核医学的误解。以此为契机,我们也希望今后有更多人能深入了解核医学,摒弃偏见,真正领略到核医学的魅力。

上海市公共卫生体系建设三年行动计划重点学科

(核医学与放射卫生学)学科带头人

2021 年 5 月

序 二

如今甲状腺疾病在我国已成为常见病、多发病，患者数量众多，疾病带来的健康影响较大，经济负担较重。《"健康中国2030"规划纲要》提出，"推进健康中国建设，提高人民健康水平"的新目标，在新形势下人民健康促进意识不断增强，广大甲状腺疾病患者亟需基于新技术与新方法的个体化综合诊疗。因此，2017年12月，"上海市甲状腺疾病研究中心"在同济大学附属第十人民医院挂牌成立（上海市卫健委授牌），中心汇集了内分泌科、甲状腺外科、超声医学科、核医学科、病理科、放疗科的众多专家，建立了真正意义上"疾病为本"的一体化诊疗中心。近年来，上海市甲状腺疾病研究中心在科研方面硕果不断，获得科研基金项目24项（国家级项目14项），标志性科研成果频现，多次受邀参加国际（如美国甲状腺学会）和国内甲状腺领域学术大会并做专题报告。

上海市甲状腺疾病研究中心也希望能提高人民健康水平，促进健康科普，做到"科研科普两翼并举"，让饱受甲状腺疾病困扰的患者有更佳的治疗选择，改善患者预后生活质量，降低社会经济负担，助力"健康中国"建设。上海市甲状腺疾病研究中心博士生导师、中国核学会核医学科普教育委员会副主委、上海市核学会高级科普专家余飞教授受邀于上海交通大学出版社，编写了《守护你的甲状腺——核医学有绝招》科普书，为普通百姓健康着想，调整以往医学研究者的思维模式，立足普通百姓视角，将生涩专业的甲状腺核医学以图文并茂的形式、通俗易懂的语言呈现于普通百姓面前。相信这本科普书的出版，必能将甲状腺核医学知识"广而告之"，让更多甲状腺疾病患者知晓并且了解核医学的诊治方法，同时消除大众对核医学的恐惧，进而能有更多甲状腺疾病患者"知而不怕"，受益于核医学，收获健康。

上海市甲状腺疾病研究中心主任

2021 年 5 月

前　言

近年来,甲状腺疾病的检出率越来越高,老百姓从原先只知"大脖子病"需要补充加碘盐,逐渐转变认识到甲状腺疾病种类甚多,且有不少甲状腺疾病还需要限制高碘饮食。其实,老百姓能有这样的意识转变是令人欣喜的。"十三五"期间,中共中央、国务院发布了《"健康中国2030"规划纲要》,要提高全民健康水平,提升全民健康素养,进而全面推进健康中国的建设。因此,针对日益增多的甲状腺疾病患者,普及更多的甲状腺疾病诊治知识乃当下重任之一。

甲状腺作为人体最大的内分泌器官,常被形容为"人体的发动机",它执掌着人体的生长发育及新陈代谢,起着无可替代的重要作用。当甲状腺生病了,人体的内环境就会发生翻天覆地的变化,机体健康必然遭受重创,所以对于甲状腺疾病的诊治不容忽视。随着甲状腺疾病学科的发展,诊治方法也日趋规范且多样化,不过在各种诊疗方法中,老百姓对甲状腺核医学的诊治手段相当陌生,对绝大多数没有医学背景的人来说,甲状腺核医学就似空中楼阁,遥不可及。

我国人民对"核"的认识,最早莫过于第二次世界大战时期美国在日本广岛、长崎投下的两枚原子弹,此后人们便对核武器的威力有了认识。事实上,"核"早已在医学领域建功立业,核医学的崛起使得更多、更精准的疾病诊疗方式应运而生。在甲状腺疾病诊治中，核医学也绽放异彩，众多狙击甲状腺疾病的"核武器"横空出世，爆发出它们的核威力，追捕和歼灭了很多甲状腺的"敌人"。但是在临床工作中，我们也发现老百姓对于核医学不只是陌生，还充满疑虑，担心在诊治过程中受到放射性伤害，使原有的疾病雪上加霜。

为了让更多适宜于甲状腺核医学治疗的患者受益，我们秉持着科学严谨的态度，首次以科普的形式将甲状腺核医学介绍给老百姓，让其走下神坛，走近普通百姓，让读者能够以一种崭新的视角看到甲状腺核医学散发的迷人魅力。

本书的顺利撰写得到了上海市卫健委临床研究课题（编号202040016）、上海市中西医结合学会社区医学与健康管理研究项目（编号 2020 - 50）、上海市静安区科普项目（编号KP2020013）的支持。同时也感谢李琳、博士研究生（张涵、张佳佳）、硕士研究生（杨梦蝶、樊鑫、尹宇振）的共同参与。

希望大家在阅读本书之后，能对甲状腺核医学有一个全新的认识，进而消除误解、疑虑与不安，让更多适宜于核医学诊疗的甲状腺病患者能安心地接受诊疗并最终受益。

由于编者的水平有限，不免有疏漏不当之处，敬请读者指正。

余　飞
上海市甲状腺疾病研究中心
同济大学医学院临床核医学研究中心
2021 年 3 月

目　　录

第 **4** 章　如影随形,核医学的绝招之一————078

第 1 章

卿本佳人，人类甲状腺的自我介绍

大家好，我叫甲状腺，是你们人类颈部正中的"小蝴蝶"，我虽然个头很小，但却是你们最大的内分泌器官，并且由于我在人体生长发育和新陈代谢中的重要作用，也可称为人体的"发动机"。

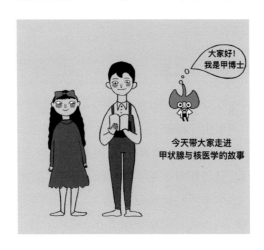

人体的"小蝴蝶"：甲状腺概述

听过甲状腺的自我介绍后，相信大家对甲状腺有了初步的认识。但是甲状腺仅仅是外观形似"小蝴蝶"吗？其实人体内的甲状腺不仅形似"小蝴蝶"，其分泌的甲状腺激素也足以在人体内掀起一场"蝴蝶效应"，所以我们就形象地称之为"小蝴蝶"啦。下面让我们一起认识这只美丽的"小蝴蝶"吧！

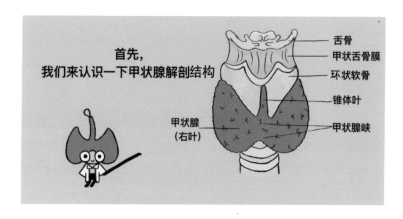

初识"小蝴蝶"的生理位置

在我国，生于 20 世纪 80 年代前的人，对"大脖子病"都很熟悉，这是一类主要由于碘缺乏而引起的甲状腺肿大，在过去是一种常见病。自从 20 世纪 90 年代我国开始实施全民食盐加碘后，"大脖子病"已经相对少见了。然而，从甲状腺肿大的俗称中我们可以窥见，原来甲状腺就藏于颈部。对男性来说，更容易找到甲状腺的位置，因为它就在喉结下方 2～3 cm 处。

从解剖结构来说，甲状腺位于气管前、环状软骨和颈静脉切迹之间，形如"小蝴蝶"，棕红色，有左、右两个侧叶，就像蝴蝶的一对翅膀，中间以峡部相连。两侧叶贴附在喉下部和气管上部的外侧面，上达甲状软骨中部，下抵第六气管软骨处，峡部多位于第二至第四

气管软骨的前方。每个侧叶长 4～5 cm、宽 2～3 cm、厚约 2 cm，上极
尖细，下极圆钝，前凸背凹；峡部长、宽各约 2 cm，厚约 0.5 cm。

甲状腺外覆有纤维囊，称为"甲状腺被囊"，此囊伸入腺组织
将腺体分成大小不等的小叶，囊外包有颈深筋膜（气管前层），在
甲状腺侧叶与环状软骨之间常有韧带样的结缔组织相连接，故
甲状腺可随吞咽而上下移动。

甲状腺的血液供应非常丰富，血供主要来自颈外动脉的分
支（甲状腺上动脉）和锁骨下动脉的分支（甲状腺下动脉）。甲状
腺上、下动脉又均有分支，这些分支在甲状腺的上、下、左、右，与
喉部、气管、咽部、食管的动脉分支都互相吻合，构成丰富的血管
网。因此，在甲状腺大部分切除后，虽然结扎了两侧的甲状腺
上、下动脉，但并不会造成残留甲状腺的血液供应障碍。甲状腺
有三条主要静脉，即甲状腺上、中、下静脉。甲状腺上、中静脉血
液流入颈内静脉，甲状腺下静脉血液直接流入无名静脉。

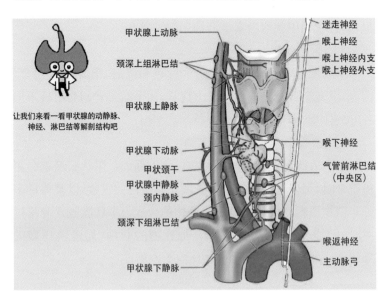

浅说"小·蝴蝶"对人体的贡献

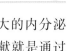

正常成人的甲状腺重 20～30 克，它是人体最大的内分泌腺。作为内分泌腺，这只人体"小蝴蝶"最主要的贡献就是通过分泌甲状腺激素对机体功能进行调控，而甲状腺激素在人体中主要有以下七种作用。

1）产热

甲状腺激素促进氧的消耗，有产热作用。甲状腺功能亢进症（简称甲亢）患者因甲状腺激素分泌过多，耗氧率增加，因此怕热多汗；甲状腺功能减退症（简称甲减）患者因甲状腺激素不足，耗氧率减低，因此怕冷。

2）蛋白质代谢

甲状腺激素具有诱导蛋白质合成的作用，因此其也是胎儿出生后高级神经和全身组织生长发育所必需的激素。如果在儿童期缺乏甲状腺激素，那么会导致生长发育停顿，智力显著减退，但过量的甲状腺激素也会抑制生长发育。

3）脂肪代谢

甲状腺激素可以促进脂肪的合成和降解，但降解较明显。因此，甲亢患者会出现消瘦乏力症状，而甲减患者则会出现不同程度的体重上升。

4）糖代谢

甲状腺激素对糖代谢的影响是多方面的。甲状腺激素分泌量正常时，可促进葡萄糖及半乳糖在肠道内的吸收，以及促进多种非糖物质转变成葡萄糖和肝糖原的合成。甲状腺激素分泌过多时，则能促进肝糖原的分解，加速糖的利用，促进胰岛素的降解。

5）维生素代谢

甲状腺激素过多或过少都会影响维生素的代谢。当甲状腺激素过多时，人体内维生素 B_1（硫胺素）、维生素 B_2（核黄素）、维生素 C、维生素 D、维生素 E 的含量会减少，这样维生素转化为辅酶的能力就会减弱。而当甲状腺激素过少时，体内胡萝卜素转化成维生素 A 的能力下降，胡萝卜素会在体内积聚，从而使皮肤出现特殊的黄色。

6）水盐代谢

甲状腺激素具有利尿作用。在甲减患者中，由于甲状腺功能减退会引起体内水钠潴留，因此皮肤或皮下组织会呈现黏液性水肿的情况。水肿在补充甲状腺激素后可纠正。

7）生长发育

甲状腺激素与大脑的发育和功能活动有密切的关系，过多和过少均可引起神经精神症状。甲状腺激素缺乏如果发生在妊

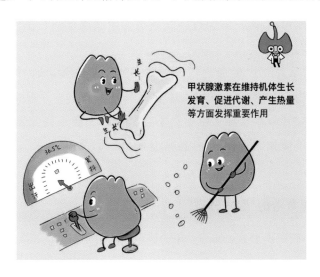

娠早期,胎儿脑部生长发育可受影响,在胎儿生长发育过程中,缺乏甲状腺激素可导致胎儿身材矮小,智力低下,严重者可发展为"呆小症",其功能损害常不可逆转,可出现痴呆等神经精神症状。如果发生在妊娠晚期,则婴儿出生后治疗越早,智力改善的可能性越大。

全身系统的"蝴蝶效应":甲状腺激素

前面我们提到甲状腺不仅形似"小蝴蝶",其分泌的甲状腺激素也足以在人体内掀起一场"蝴蝶效应",下面我们一起来看看甲状腺激素到底可以给人体带来多大的连锁反应吧!

甲状腺产生的甲状腺激素通常称为人体的"生命之火"。当这种激素的水平出现异常时,伴随而来的就是与其激素调控相关的疾病。近年来,甲状腺功能亢进症、甲状腺功能减退症、桥本甲状腺炎、亚急性甲状腺炎等甲状腺疾病日渐困扰我国百姓。

那么,作为"生命之火"的甲状腺激素到底是何方神圣?当它"熄火"的时候,我们人体会有哪些表现呢?甲状腺激素既然称为"激素",那么吃了会不会"上瘾"?会不会变成"大胖子"?下面我们就向大家娓娓道来,揭开"生命之火"的神秘面纱。

甲状腺激素的"四大分身"

甲状腺激素这一叫法,其实是我们的口头语,在医学上它有严谨而复杂的"全名"。甲状腺激素包括四个"分身":四碘甲状腺原氨酸(TT₄,又可称为总甲状腺素或总 T₄),三碘甲状腺原氨酸(TT₃,简称总 T₃),游离四碘甲状腺原氨酸(FT₄,又可称为游离甲状腺素或游离 T₄),游离三碘甲状腺原氨酸(FT₃,简称游离 T₃)。大家都知道,甲状腺激素的主要合成原料是碘原子,这四个"生命之火"的"分身"根据所拥有的碘的数量分成两个派别。

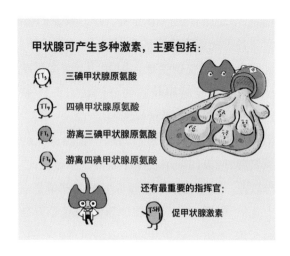

1) T₄ 派

T₄ 派包括拥有 4 个碘原子的四碘甲状腺原氨酸和游离四碘甲状腺原氨酸。FT₄ 是 T₄ 的生理活性形式,是甲状腺功能状态的真实反映。FT₄ 测定的优点是不受结合蛋白浓度和结合特性变化的影响。当怀疑甲减时,FT₄ 常和促甲状腺激素(TSH)联合测定。此外,FT₄ 测定也用于甲状腺抑制治疗的监测。T₄ 是甲状腺分泌的主要产物,也是构成下丘脑-垂体-甲状腺调节系统不可缺少的成分。T₄ 与甲状腺球蛋白结合贮存于甲状腺滤泡的残腔中,在 TSH 的调节下分泌释放。T₄ 测定可用于甲亢的诊断、原发性和继发性甲减的判定和 TSH 抑制治疗的监测。

2）T₃ 派

T_3 派包括拥有 3 个碘原子的三碘甲状腺原氨酸和游离三碘甲状腺原氨酸。TT_3 大部分与转运蛋白结合，FT_3 是 T_3 的生理活性形式。FT_3 对甲亢诊断很敏感，是诊断 T_3 型甲亢的特异性指标，且不受结合蛋白浓度和结合力改变的影响。T_3 是甲状腺激素对各种靶器官作用的重要激素，主要在甲状腺以外，大部分在肝脏由 T_4 经脱碘生成。因此，T_3 浓度反映甲状腺对周边组织的功能优于反映甲状腺的分泌状态。T_3 是查明早期甲亢、监控复发型甲亢的重要指标。

人体中 93％的甲状腺激素是四碘甲状腺原氨酸，7％是三碘甲状腺原氨酸，所以四碘甲状腺原氨酸是多数派，三碘甲状腺原氨酸是少数派。虽然四碘甲状腺原氨酸的储量是三碘甲状腺原氨酸的十几倍，但是三碘甲状腺原氨酸的战斗力是四碘甲状腺原氨酸的 5 倍，所以三碘甲状腺原氨酸可谓"三千精骑"。

大家可能会问，甲状腺激素前面加的"总"和"游离"有啥区别？我们可以这样理解，"总"甲状腺激素是我们的总兵力，它们随时缓冲着我们甲状腺分泌活动的急剧变化，而"游离"甲状腺激素是一线作战部队。一线作战部队的数量可能是总兵力的百分之一，但却是在一线发挥甲状腺激素"生命之火"的实际作战力量。

不可缺少的"生命之火"

甲状腺激素的主要生理功能是促进人体生长发育和机体的

新陈代谢，并对全身各个系统（如心血管系统、消化系统、神经系统等）发挥重要的调节作用。简单地说，甲状腺激素不足，会导致甲减；甲状腺激素过量，会导致甲亢。

人类在胚胎期，甲状腺激素就能促进神经增殖和神经元骨架的发育，调控幼年期的生长发育，促进骨化中心发育成熟，加速软骨骨化，促进长骨和牙齿的生长。人类成年后，它能增强能量代谢，可调节人体的糖、脂肪、蛋白质的代谢。分泌过量时会促进分解代谢，有助于胆固醇从血中清除。分泌不足时会导致脂肪合成与分解均降低，体脂比例升高，血胆固醇水平也会升高，所以甲减患者容易发生动脉粥样硬化。"生命之火"缺乏时，蛋白质合成障碍，组织间黏蛋白沉积，使水滞留于皮下，会引起黏液性水肿，人会显得虚胖。研究发现，甲减常可导致心动过缓和心脏舒张功能下降，轻度甲减可增加患冠心病的风险，而治疗甲减则有助于控制血清总胆固醇水平，用左甲状腺素钠片治疗亚临床甲减后，患者发生缺血性心脏病事件的风险显著下降。此外，甲状腺激素还可以协助肝脏调节血脂紊乱。

时而脆弱的"生命之火"

甲状腺质量仅为 20～30 克，这个看似"不起眼"的微小器官很容易受伤。当"生命之火"燃烧不旺之时，会出现甲减。国外一项调查研究发现，在健康人群中甲减的发病率约为 8％，并不是很低，但这个病很难发现。为什么呢？这是因为甲减虽然是一种甲状腺疾病，但是在甲状腺局部毫无症状，很容易被误诊或漏诊，症状不典型是甲减难以发现的主要原因。甲减可引起心血管、泌尿、神经、消化等多个系统的损害，但有时可能只是某一个系统的症状表现突出，所以症状五花八门。

1）心脏症状

甲减患者有时会有反复发作的胸闷、心悸、气短等症状，容易被误以为是冠心病。

2）突然变胖

甲减好发于中年妇女，尤其是四五十岁以上的女性，相关症状有食量未见增长，体重却增加不少；有时还会发现自己双脚、双腿突然长"胖"了。不要轻易认为这是女性"中年发福"，这可能是甲减导致的"黏液性水肿"。黏液性水肿是以皮肤内在或弥漫性黏蛋白沉积和显微镜下胶原破碎为特征的代谢障碍性疾病。

3）记忆力减退

甲减可发生于任何年龄，发病率随年龄增长而增加，老年人患上甲减后多表现为思维迟钝、记忆力减退、少言语、嗜睡、注意力很难集中。这些症状或被误以为是衰老的正常表现，或被错当成阿尔茨海默病的典型表现，但其实有可能是甲减在"搞鬼"。

4）无缘无故疲乏

如果患了甲减，人常无缘无故感到疲乏，整天昏昏欲睡、反应迟缓、精神萎靡等，常常会被误认为亚健康或更年期症状，不当回事儿。

5）顽固便秘

如果甲状腺功能衰减了，人体各个系统的生理机能必然下降，消化系统也不例外，会出现胃肠道功能减退、蠕动缓慢，伴随而来的便有食欲下降、腹胀以及便秘等症状。

6）其他症状

可出现皮肤无弹性、皮肤粗糙苍白、面部无表情、毛发稀少、眉毛脱落、出汗少、怕冷、心率缓慢、血脂紊乱、贫血等症状，但如果不检查甲状腺功能往往发现不了患者患病的真正原因,因此可导致久治不愈,成为"疑难杂症"。

"生命之火"的助燃剂

甲状腺疾病有"重女轻男"的倾向,2015—2017年中国31省、区、市甲状腺疾病与碘营养的流行病学调查数据显示,女性各种甲状腺疾病的患病率均明显高于男性,其中,女性临床甲减的患病率为1.53%,男性为0.53%。尽管甲减不会直接威胁生命,但会严重影响患者的生活质量和工作能力,长期患有甲减还会导致心血管疾病的发生。但也不要过于紧张,甲减如果在早期发现,并及早治疗,其实并不可怕,属于可治之病。我们现在手上可是有点燃"生命之火"的助燃剂——左甲状腺素钠。

由于甲减患者自身合成的甲状腺激素不足,因此我们可将左甲状腺素钠用于甲减的治疗,它的成分主要是四碘甲状腺原氨酸,服用左甲状腺素钠就相当于补充四碘甲状腺原氨酸。当四碘甲状腺原氨酸足够了,由它转化的三碘甲状腺原氨酸也就足够了,那么能发挥生理功能的甲状腺激素也足够了。

此外,有一种特殊的甲状腺疾病称为桥本甲状腺炎,当桥本甲状腺炎患者出现甲减和亚临床甲减时,需要按照情况进行甲状腺激素替代治疗。

甲状腺明显肿大时,对于甲状腺功能正常者,甲状腺激素可能有减小甲状腺肿的作用,但是否采用还需评估心脏和全身状况,权衡利弊。

另外,很多人都会有这个想法:既然是甲状腺激素,这个药物就含有激素吧? 于是心里就产生了抵触情绪,不想吃,认为激素会使人发胖或成瘾，就像毒品一样。其实人们害怕的激素一般是指肾上腺皮质激素，名称中通常带个"松"字（如泼尼松、地塞米松等），而甲状腺疾病患者服用的甲状腺激素与人们所害怕的激素完全不同，此激素非彼激素，大可不必顾虑。

甲状腺激素是人体本身就有的激素之一，目前认为遵照医嘱服用适量的甲状腺激素是没有不良反应的。当然，前提是要注意以下几点：从小剂量开始逐渐加量，如果一开始就服用较大剂量的甲状腺激素有可能会引起心脏负荷加重，特别是对于心脏不好的患者或高龄患者；剂量要适量，量小了起不到作用，量大了会造成药物性甲亢，对身体也会有伤害。目前用于桥本甲状腺炎、甲减治疗的甲状腺素药物是左甲状腺素钠片，其商品名有优甲乐、雷替斯、加衡等，大多数患者需要长期服药。

"生命之火"的指挥官

促甲状腺激素，顾名思义，即为促进和调控甲状腺激素合成及分泌的激素。作为直接调节甲状腺形态和功能的关键激素，我们称它为人体"生命之火"的指挥官。促甲状腺激素可缩写为TSH，是诊断及监测各种甲状腺疾病的实验室必查项目。其主要由腺垂体嗜碱性细胞分泌的一种糖蛋白激素组成，可使甲状腺滤泡生长并促进其发挥机能。在促甲状腺激素释放激素（TRH）的作用下，腺垂体合成和释放 TSH。在 TRH 的影响下，TSH 呈脉冲样分泌，同时具有日周期变化，在睡眠后开始升高，午夜达高峰，日间降低，即凌晨 2—4 时最高，下午 6—8 时最低。

作为"生命之火"的指挥官，TSH 能促进甲状腺细胞增生，维持甲状腺滤泡细胞的生长发育，促进甲状腺合成和分泌甲状腺激素,为人体正常发育源源不断地输送"兵力"。假如"兵力"过剩,指挥官就会收到减少分泌的反馈,进行下一步的"裁军"。假如指挥部长期未收到反馈,在指挥官的长期作用下,可导致"小蝴蝶"显著增生增重,甚至导致甲状腺肿大。

检测 TSH 是临床上诊断原发性甲状腺功能减退症的最灵敏指标,对甲状腺功能紊乱及病变部位诊断有很大价值。作为诊断及监测各种甲状腺疾病的必查项目,一般 FT_3 浓度的微小变化就会带来 TSH 浓度向反方向的显著调整。因此,TSH 是测试甲状腺功能非常敏感的特异性参数,尤其是对于在甲状腺癌术后以及碘-131 治疗以后采用甲状腺激素抑制治疗的情况,TSH 是监测的重要指标。

大家在医院拿到自己的甲状腺功能验血报告时,有时会发现"指挥官"指标有或上或下的指示箭头。这时大家先不要担心,我们为大家总结了最主要的几种情况:①TSH 水平增高主要出现在原发性甲减、伴有甲状腺功能低下的桥本甲状腺炎、异位 TSH 分泌综合征、垂体 TSH 瘤和亚急性甲状腺炎恢复期患者中。摄入金属锂、碘化钾、促甲状腺激素释放激素可使促甲状腺激素水平增高。②TSH 水平降低主要发生于甲亢以及甲状腺癌术后激素抑制治疗的患者中。垂体性甲状腺功能低下、非促甲状腺激素瘤所致的甲状腺功能亢进,以及摄入阿司匹林、肾上腺皮质激素及静脉使用肝素也可使促甲状腺激素水平降低。

自身抗体界的"间谍":甲状腺抗体

大家平日里应该都听说过抗体,它是机体由于抗原的刺激而产生的一种具有保护作用的蛋白质,主要功能是中和毒素和阻止病原体入侵。但是最近的研究发现,在抗体的大部队里,竟然有"间谍":甲状腺抗体。为了探讨甲状腺疾病的病因及发病情况,对"间谍"的排查即甲状腺疾病的免疫学检查已列为一些甲状腺疾病检查的项目之一。如在慢性淋巴细胞性甲状腺炎(桥本甲状腺炎)、原发性甲减(轻度与亚临床型)、毒性弥漫性甲状腺肿患者的血液循环中均可发现甲状腺抗体的存在,这些疾病均被视为自身免疫性甲状腺病。目前,主要有三类嫌疑最大的、涉及自身免疫性甲状腺病的主要甲状腺自身抗原。它们分别是甲状腺球蛋白抗体(TGAB)、TSH受体抗体(TRAB)和甲状腺过氧化物酶抗体(TPOAB)。下面让我们亲自审问一下这些"间谍"吧。

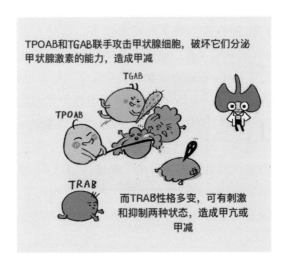

对甲状腺组织"不友好"的TGAB

首先我们需要了解一下,什么是甲状腺球蛋白(TG)? 甲状腺球蛋白是在甲状腺滤泡腔内的一种物质,它是由甲状腺滤泡上皮细胞合成和分泌的大分子糖蛋白。甲状腺球蛋白的生理功能是摄取外源性碘以及积聚碘,并且将碘作为原料,从而合成、分泌和储存甲状腺激素。

在正常情况下,大部分的甲状腺球蛋白储存在甲状腺滤泡中,但当甲状腺因某些原因被破坏,那么就会有大量的甲状腺球蛋白进入血液中,这时候它就成为一种潜在的自身抗原。体内的"警卫队",即人体的免疫系统,一旦接触到了这些自身抗原,会立即报警,负责抵御入侵者的淋巴细胞会把这些过多的甲状腺球蛋白当作"敌人",从而产生对抗自身甲状腺球蛋白的抗体,即甲状腺球蛋白抗体(TGAB)。

当进行 TGAB 测定时,正常健康人应该为阴性;如果为阳性,就说明体内有大量的甲状腺球蛋白漏出,提示甲状腺可能存在破坏。反过来,甲状腺球蛋白抗体也会逐渐地损伤甲状腺细胞并最终导致甲状腺组织的破坏,形成一个恶性循环。

现在也有研究发现,在一部分 TGAB 升高的患者中,并非由于甲状腺遭遇破坏、甲状腺球蛋白漏出后刺激免疫系统引发了免疫反应,而是一些外源性的蛋白进入体内后,被免疫系统误认为是甲状腺球蛋白而诱发了免疫反应,产生了甲状腺球蛋白抗体。这些外源性蛋白中最常见的是"麸质",以小麦中的麦醇溶蛋白和麦谷蛋白为主。当然也不仅限于此类蛋白,只要是体内免疫系统无法识别的蛋白,都有可能会引起类似的免疫反应。

TGAB 测定有助于诊断自身免疫性甲状腺病。70%～80%的自身免疫性甲状腺炎患者会测得 TGAB 阳性且浓度高。因此,TGAB 测定对自身免疫性甲状腺炎,尤其是对桥本甲状腺炎的发展趋势预测和治疗具有重要意义。在桥本甲状腺炎的患者中，TGAB阳性率可达90％，TGAB与TPOAB联合检测的阳性率为98％～100％。

在富碘地区，TGAB主要作为血清TG检测的辅助检查，因为TGAB会干扰TG的定量检测方法。在缺碘地区，血清TGAB的测定对于诊断结节性甲状腺肿患者是否患有自身免疫性甲状腺病，以及监测地方性甲状腺肿的碘治疗都有重要意义。

性格多变的TRAB

促甲状腺激素受体抗体，即TSH受体抗体（TRAB），是一类具有异质性的特异性免疫球蛋白。TRAB性格多变，它又可以分为2个亚型：甲状腺刺激抗体（TSAB）和抑制抗体（TBAB）。其中，前者与自身免疫性甲状腺功能亢进症（如毒性弥漫性甲状腺肿）的发病有关，而后者与自身免疫性甲状腺功能减退症（如桥本甲状腺炎）的发病有关。

TRAB对于毒性弥漫性甲状腺肿（也称为格雷夫斯病或Graves病）的诊治意义非常大：①它是诊断Graves病的主要依据，同时又可以针对各种甲亢的病因进行鉴别。有数据显示，在Graves病的患者中，TRAB的阳性率可以达到95％，如为阴性则基本上可判断是其他原因引起的甲亢。②可判断Graves病经抗甲状腺药物（ATD）治疗后的预后情况。治疗后检测TRAB，如果为阳性，表明机体还处于免疫活跃的状态，患者如果停药，则复发可能性仍然较大；如果检测显示阴性，那么可说明患者治疗后甲状腺功能恢复正常，停药后病情就不容易复发。③可对甲状腺功能正常性Graves眼病（甲亢伴浸润性突眼）进行诊断。临床上有部分突眼患者，检测甲状腺功能是正常的，但如果检测 TRAB 则呈强阳性，那么也可以确诊为"Graves 眼病"。

什么是 Graves 眼病？这是一种与内分泌和自身免疫有关的疾病，患者表现为甲亢，同时伴有浸润性突眼。患者常有眼睛畏光、易流眼泪、眼内异物感、眼睛肿、眼睑闭合不全等症状，有些患者还会出现看东西重影、视力下降，更严重的还会失明。

除了对甲亢病因的鉴别，TRAB 还可以鉴别甲减的病因，如果甲减患者伴有 TRAB 阳性，则说明是由于抑制抗体（TBAB）引起的甲减。

TRAB 预测新生儿甲亢也有一定意义，由于其具有很强的"穿透力"，能穿过胎盘转运，因此如果孕妇检测 TRAB 呈阳性，那么有可能导致新生儿一过性甲亢，其发生率为 1%～2%。

有"飓风"破坏力的 TPOAB

甲状腺过氧化物酶（TPO）存在于甲状腺细胞的微粒体中。TPO 是一种潜在的自身抗原，当它从细胞内向细胞外泄漏后，可刺激机体产生甲状腺过氧化物酶抗体（TPOAB）。TPOAB 破坏力很强，它会对甲状腺造成极大的损伤——抑制甲状腺激素合成、破坏甲状腺细胞，最终导致甲减的发生。

TPOAB 测定有助于诊断自身免疫性甲状腺病（AITD），尤其被认为是诊断自身免疫性甲状腺炎（AIT）最有价值的血清指标。2019 年发表的一项研究指出：TPOAB 对于桥本甲状腺炎诊断的敏感性、特异性和与病理的一致性均显著高于超声诊断。在桥本甲状腺炎患者血清中，TPOAB 阳性率为 85%～100%；在产后甲状腺炎的患者血清中，TPOAB 阳性率可达 90%；在甲亢患者血清中，TPOAB 阳性率为 60%～70%。另外，TPOAB

的持续存在，对桥本甲状腺炎和甲亢具有提示预后的意义，即此类患者易发生甲减。

甲状腺激素中的"另类"

甲状腺激素中除了 TT_3、FT_3、TT_4、FT_4 之外，还存在另外两种类型——血清 CT 和血清 rT_3。

调节血钙的血清 CT（降钙素）

血清降钙素（calcitonin，CT）在人体中由甲状腺滤泡旁 C 细胞产生，是一种含有 32 个氨基酸的直线型多肽类激素，其主要功能是促进骨骼对钙的吸收，调节钙、磷代谢，降低血钙。降钙素与甲状旁腺激素（PTH）共同作用，一起维持着人体血钙浓度的相对稳定。随着临床研究进展，降钙素在分化型甲状腺癌（DTC）、甲状腺髓样癌（MTC）等疾病的鉴别诊断、治疗监测、术后评估及随访中的重要价值已被逐渐认可。

需要注意的是，在桥本甲状腺炎、高血钙、慢性肾功能衰竭等良性疾病以及奥美拉唑和糖皮质激素治疗中，血清降钙素水平也可能会有所升高。

"花样"脱碘而来的血清 rT_3（反式 T_3）

血清 rT_3 的全称为逆-三碘甲状腺原氨酸，简称血清反式 T_3。对于大家来说它可能有点陌生，它一般都"躲藏"在化验单的最下面，它是由血清 T_4 在体内代谢过程中内环脱碘所形成的。rT_3 虽几乎无生物活性，但对外周组织中 T_3 水平的调节起

守护你的甲状腺——核医学有绝招

着重要的作用。在我们的验血单上，它的正常血清值为 4～8nmol/L(不同医院的标准值可能略有不同)。简单来说，甲亢时血清 rT_3 浓度可增加，甲减时 rT_3 浓度可降低，低 T_3 综合征时 rT_3 浓度可增高。下面我们一起具体看一下吧。

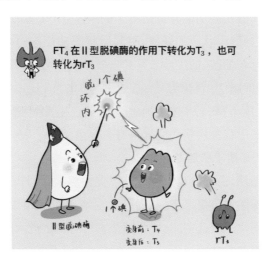

1) 甲亢的诊断及治疗监测

当甲状腺功能亢进时，机体中的血清 T_3、T_4 水平增高，血清中 rT_3 水平的变化与 T_3、T_4 基本保持一致，也会随之升高。然而，在临床中也发现有些"狡猾"的甲亢，尤其在甲亢的初期或者复发早期，T_3、T_4 水平并未升高，仅有 rT_3 水平升高。因此，检测 rT_3 水平亦有助于甲亢的诊断。

另外，甲亢患者治疗后也可监测 rT_3 水平。血清 rT_3 水平能够反映其甲状腺功能情况，以及用药是否过量，是治疗过程中的监测指标。

2) 甲减与非甲状腺疾病功能异常的鉴别

当血清中 T_3 水平下降时，一般认为甲状腺功能减退了。

但这个时候我们还需要鉴别是甲状腺本身功能低下,还是非甲状腺疾病功能异常导致的。如果是机体本身甲状腺功能低下,那么血清中 T_3 及 rT_3 水平会同时降低;而非甲状腺疾病功能异常引发低下,血清中 T_3 浓度下降,rT_3 浓度反而会升高。

非甲状腺疾病功能异常是由于机体处于严重疾病或手术等应激状态,导致甲状腺的缺氧,引起甲状腺功能减退;应激状态也会导致儿茶酚胺、糖皮质激素和皮质醇成分增加,外周组织缺氧,这就会抑制 T_4 转化为 T_3,促进 T_4 转化为 rT_3,从而出现血清中 T_3 浓度下降、rT_3 浓度升高的现象。由此可见,rT_3 对鉴别甲减与非甲状腺疾病功能异常有一定意义。

3)妊娠期甲状腺功能监测

在妊娠期,由于血清中人绒毛膜促性腺激素(HCG)增加会刺激甲状腺激素分泌增多,从而导致血清中甲状腺激素水平也发生相应变化。在这期间,甲状腺激素可有少量进入胎儿体内,对胎儿的甲状腺功能产生一定的影响。在正常情况下,妊娠晚期,胎盘中的Ⅲ型脱碘酶水平显著增加,其功能是将 T_4 脱碘成为 rT_3,所以胎儿会有低 T_3、高 rT_3 的甲状腺激素构成特点。因此,如果羊水中 rT_3 的浓度反而发生降低,那么可以考虑对胎儿进行先天性甲状腺功能低下的宫内诊断。

第 2 章

缘起缘灭，与人类甲状腺发生
故事的那些核医学明星

核医学自带神秘感，这门高深的学科让人敬仰，也捧红了一些核医学明星，如锝、碘、氟。在甲状腺疾病诊治中，这些明星熠熠生辉，散发出独特光芒，受人追捧。就让我们一起来聊聊核医学明星与甲状腺的那些鲜为人知的故事吧。

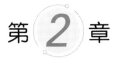 **核医学明星之一：锝**

1937 年，美国加州大学伯克利分校物理学家欧内斯特·劳伦斯使用回旋加速器加速氘原子核去"轰击"42 号元素钼，制得了 43 号新元素。然后送给两位意大利化学家佩里埃和塞格雷进行鉴定，并由他们将其命名为锝（Tc）。这第 43 号元素锝就是第一个人造的元素，而"锝"的希腊文原意就是"人工制造的"。

锝有一个大家族，包括 21 种同位素兄弟姐妹，还有许多同质异能素（核内的质子数和中子数相同而能量状态不同）。虽然它们的质子数都是 43，但是由于中子数及能态的不同，各自的性质都有一定差异。比如,家族里的所有成员都具有放射性,但是它们的放射性半衰期(即放射性衰减为原来一半所需要的时间)从几秒钟到几百万年不等,衰变的方式与能量也不尽相同。利用它们的衰变性质,人们可以做很多有意义的事情,比如,常见的同位素^{97}Tc[①],其半衰期为 260 万年,可以用来制备 β 射线标准源;此外,放射性核素^{99m}Tc 发射 140 keV 单能 γ 射线,半衰期为 6 小时,其优良的特性更是在核医学显像中占据一席之地。由于^{99m}Tc 与碘同属一族,也能浓聚在甲状腺组织中,且具有比放射性碘更好的物理特性,故常用于进行常规甲状腺显像。但^{99m}Tc 不参与甲状腺激素的有机合成,它主要反映甲状腺的摄取或吸收功能。

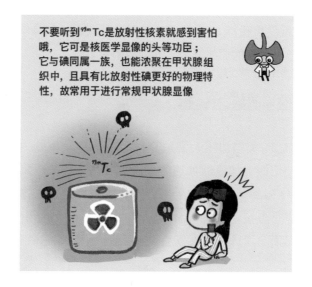

不要听到^{99m}Tc是放射性核素就感到害怕哦,它可是核医学显像的头等功臣;它与碘同属一族,也能浓聚在甲状腺组织中,且具有比放射性碘更好的物理特性,故常用于进行常规甲状腺显像

---

① ^{97}Tc 指原子质量数为 97 的锝原子。

^{99m}Tc 的显像好伙伴——显像仪

所谓好马配好鞍,光有显像剂^{99m}Tc 可不够,还需要能跟其搭配干活的显像仪器。1964 年,由于短半衰期放射性核素^{99m}Tc 的出现,γ 照相机得以广泛应用,也使核医学进入了以^{99m}Tc 显像为主要手段的快速发展时代。下面我们先来说一说 γ 照相机。

γ 照相机又称闪烁照相机,它的家族成员包括移动式 γ 照相机、多晶体 γ 照相机、模拟式和数字式 γ 照相机、全身扫描 γ 照相机。

γ 照相机由探头、电子学线路、显示记录装置以及显像床组成,核心部件是探头,包括一个大型 γ 闪烁探测器加定位电路、准直器和支架,具有准直、探测及定位射线的功能。

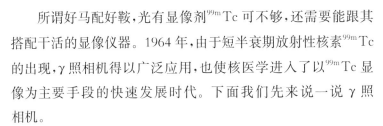

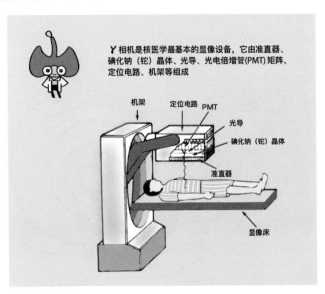

γ 相机是核医学最基本的显像设备,它由准直器、碘化钠(铊)晶体、光导、光电倍增管(PMT)矩阵、定位电路、机架等组成

机架　定位电路　PMT

光导

碘化钠(铊)晶体

准直器

显像床

其工作原理通俗地讲就是放射性的核素如^{99m}Tc的液体(或将其标记在某种化合物上)通过某种渠道进入人体到达靶器官,然后用照相机来探测化合物携带的放射性核素发出的γ光子在人体内的分布,并"拍照",在计算机的显示屏上重现核素在人体内分布的二维图像。

后来,随着计算机技术的发展,计算速度和存储容量的壁垒被打破后,γ照相机实现了360°的断层采集,可以实现"矢状面""冠状面"和"横断面"等多断面、多角度的重建,采用一个或多个γ照相机探头,称作 SPECT(single-photon emission computed tomography),也就是能旋转的γ照相机。在聚焦精准医疗的今天,SPECT 又与CT(计算机断层扫描仪)组成 SPECT/CT,解决了γ照相机和SPECT解剖关系不明确、定位不准的问题。γ照相机的继任者迅速崛起,表明γ照相机单一平面功能和单独使用的局限性,也正式宣告了其统治功能影像20多年的时代终结,但γ照相机的基本原理、基本结构、基本性能和功能仍是 SPECT 的核心内容。

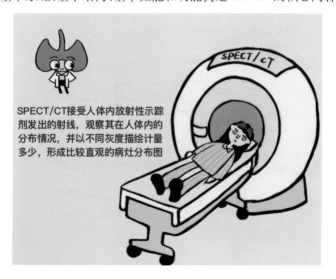

SPECT/CT接受人体内放射性示踪剂发出的射线,观察其在人体内的分布情况,并以不同灰度描绘计量多少,形成比较直观的病灶分布图

SPECT 类似于气象卫星,人体就如同气象卫星探测的整个地球,病灶相当于飘浮在地球表面的云层。放射性示踪剂注射入人体后,参与人体的新陈代谢,SPECT 接收人体内放射性示踪剂发出的射线,观察放射性示踪剂在人体内的分布情况,并根据接收射线量的多少,以不同的灰度描绘人体不同病灶的分布、形态,最终形成比较直观的病灶在人体内的分布图。

显像时 SPECT 探头及检查床静止,获得平面图像;探头静止,检查床移动,获得全身图像;探头旋转,可以获得断层图像。

^{99m}Tc 揭秘甲状腺病变良恶性

在甲状腺静态或动态显像里,常常用到的是高锝酸盐(^{99m}TcO$_4^-$),正常的图像是甲状腺位于颈前正中,甲状腺内显像剂分布均匀。而甲状腺异常时,可以表现为位置、形态、大小及显像剂的分布异常。

我们常说的"热、温、凉、冷"四种类型的结节就是在高锝酸盐的引领下看出的甲状腺疾病的破绽。"热"结节指结节部位的放射性高于周围正常的甲状腺组织,多见于自主性高功能性甲状腺腺瘤(Plummer 病)或结节性甲状腺肿伴功能自主性结节。"温"结节部位的放射性与周围正常甲状腺组织相近,多见于良性甲状腺腺瘤,也可见于结节性甲状腺肿和慢性淋巴细胞性甲状腺炎。"冷"和"凉"结节指结节部位不摄取或很少摄取放射性,可见于甲状腺囊肿、钙化、纤维化、腺瘤出血、甲状腺癌,甚至个别慢性淋巴细胞性甲状腺炎或亚急性甲状腺炎;当发现此类结节时,则需要当心了,这类结节恶性概率相对要高,尤其是单发者。

该如何与甲状腺恶性病变相鉴别呢？这时候就需要^{99m}Tc标记的 MIBI 及 DSMA 登场啦。^{99m}Tc – MIBI 及 ^{99m}Tc – DSMA是常用的甲状腺亲肿瘤显像剂，其中^{99m}Tc – DSMA 多用于甲状腺髓样癌的探测。如果在"冷"和"凉"结节区，亲肿瘤显像剂异常浓聚，则恶性可能性大；反之，则良性病变的可能性大。

锝能治疗甲状腺疾病

锝能治疗甲状腺疾病吗？答案是令人振奋的。令国人深感自豪的"神药"——"云克"，是中国核动力研究设计院成都同位素应用研究所研发的新药，由微量元素锝（^{99}Tc）和亚甲基二磷酸盐（MDP）组成。^{99}Tc 是比较稳定的同位素，对人体无辐射损伤，同时^{99}Tc 在低价态时，可以通过联手电子或者离开电子，清除人体内的"敌人"自由基，保护"卫士"超氧化物歧化酶的活力，防止自由基对组织的破坏。该药物在临床上用于治疗多种自身免疫性疾病及骨科疾病，若仅说治疗与甲状腺相关的疾病，那么尤其以治疗 Graves 眼病更为突出。

"云克"通过调节内分泌和人体免疫功能来治疗 Graves 病，其优点在于既有治疗作用，又不存在免疫抑制剂治疗的毒副作用，对患者来说更加愿意接受。治疗后，患者甲亢伴浸润性突眼的症状和体征可以有一定改善。

核医学明星之二：碘

还记得 2011 年日本福岛核泄漏事故时，老百姓们疯抢加碘盐的事情吗？在发生重大核事故或意外事件时，人们为什么要服用碘呢？这里有一个前提，泄漏的核物质是放射性碘，若有其他核物质则无意义了。甲状腺组织需要不断摄取碘来维持正常代谢,但甲状腺细胞是一个"粗心的细胞",它不能区分放射性碘和非放射性碘,因此,当甲状腺细胞"吃饱喝足"了非放射性碘,就会减少摄取核事故中泄漏的放射性碘,所以服碘盐就是为了在一定程度上减轻放射性碘对甲状腺的危害。那么碘对甲状腺有哪些奇妙的作用呢? 就让我们一起来分享一下甲状腺的神奇宝"碘"。

甲状腺激素的"原动力"——碘

自然界从空气到水,从土壤植物再到动物,都有碘的身影,尤其在大海中,海水的碘含量高得超出想象。自然界中的这种碘可以通过食物、饮用水和空气进入人体,碘遇到甲状腺后,甲状腺就会牢牢抓住它,合成人体的"生命之火"——甲状腺激素。如果说甲状腺激素是生命中不可缺少的"一把火",那么,同样地,碘是甲状腺激素不可缺少的"原动力"。

碘该怎么吃呢?

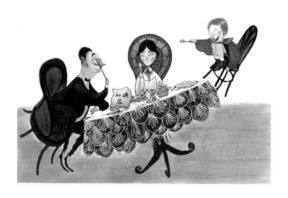

1）碘营养状况评价

一项研究分析了 1997 年、1999 年、2011 年、2014 年和 2017 年上海市儿童的监测数据,结果显示上海市儿童尿碘状况恰好适宜。另一项横断面研究对我国 34 个省、区、市收集的 6 173 份孕妇尿液样本进行了尿碘测定。结果显示,我国孕妇人群的尿碘水平均值为 146 μg/L,整体正常,接近下限,提示孕妇在正常摄入碘盐的情况下不需要额外补碘。

2018 年版《中国居民补碘指南》建议:健康成人(非孕妇)每天推荐摄入量为 120 μg,妊娠期和哺乳期妇女每天推荐 230 μg 的碘摄入量。医院一般可通过尿碘测定,初步判断碘在人体内的含量。一般认为,100～199 μg/L 为儿童及一般人群的碘适宜状态;也有国外研究认为甲状腺球蛋白(TG)可作为儿童体内碘状态的可靠血液学标志。

2）碘的来源

人体中 80％以上的碘来自食物,10％～20％来自饮用水,0～5％来自空气。众所周知,除了日常食用的加碘盐,海鲜是含碘的食物。一般所说的海鲜包括三类:藻类、虾贝类、鱼类,它们的含碘量其实有天壤之别,呈现三个等级。我们常说的海带、紫菜、海苔属于藻类,属于高碘含量食物;虾、蟹、扇贝等则是虾贝类,属于中等含碘量食物;鱼类中的海鱼如带鱼、三文鱼、小黄鱼等以及绝大多数淡水鱼,属于低等含碘量食物。

3）碘与甲状腺疾病的 U 形关系

碘与甲状腺疾病之间的关系呈 U 形曲线,"原动力"缺乏和"原动力"过量都会损害甲状腺功能。令人印象深刻的"大脖子病",即地方性甲状腺肿,其罪魁祸首就是碘缺乏。碘摄入不足引起的碘缺乏病还包括地方性克汀病、地方性亚临床克汀病等,可对机体生长发育,尤其是对神经系统、大脑发育造成损害。此外,碘缺乏也可导致流产、早产、死产、胎儿先天畸形等。碘过量也可以引起甲状腺功能异常,包括甲亢、甲减和自身免疫性甲状腺炎。根据 2016 年 7 月在国际甲状腺领域的权威期刊 *Thyroid* 发布的我国甲状腺流行病学数据(研究对象为来自中国东部和中部 10 个城市的 15 008 位成年人),我国从 1996 年实施全民食盐碘化法规以后,已基本消除了碘缺乏病。

4) 如何在日常饮食中预防甲状腺疾病

在甲状腺组织内,几乎每时每刻都在合成甲状腺激素,而促成这一反应所需要的酶却极易遭受有害化学物质的破坏和干扰,尤其是一些人工合成的化学物质,如硫氰酸盐、过氯酸盐、农药、过量的食品添加剂等。当食品中出现这些有害化学物质,就易诱发甲状腺疾病的发生。所以,建议在日常饮食中常食绿色健康的食品,少食人工化学合成的食品以及过期变质的食品,还应少食油炸食品、烧烤食物、腌制品等。除此之外,建议常吃可以提高人体自身抵抗力的有益食物,比如新鲜水果、核桃、蘑菇、薏米、山药、香菇、枣子等。另外,还需要戒烟戒酒,杜绝不良饮食习惯。

5) 甲状腺疾病患者饮食中如何注意碘摄入量

碘是甲状腺的"原动力",补碘最直接有效的方法就是食用碘盐,只不过对于不同的人群而言,需要摄入碘的量有所不同。

对于一般人群,只要能够吃到合格的碘盐,就完全可以保证自身的碘需求,不需要再刻意地吃任何碘保健品和碘强化食品。妊娠期和哺乳期女性则可以根据自身需求,适当选择加碘食物或者含碘量较高的加碘食盐。

对于甲亢患者,应该限制碘的摄入量,避免食用富碘的食物以及含碘药物。甲亢患者若经碘-131(^{131}I)治疗,治疗后7天需禁食含碘量高的食物比如裙带菜、紫菜、海带等。甲亢患者经治疗后,若甲状腺功能还是无法恢复正常,或者伴有甲状腺肿大,此时再进食较多的碘,则如火上浇油般会导致病情更加严重,故应行忌碘饮食。若经治疗后甲状腺功能恢复正常,且甲状腺无明显的肿大,则可以少量食用含碘量较少的海鲜解馋,比如小黄鱼、带鱼,频率为一周吃一次,且烹饪时选择无碘盐,对病情不会产生太大影响。

对于甲减患者而言,如果是因为甲状腺全部切除或者完全破坏所引起的甲减,其摄碘和合成甲状腺激素的器官已不存在或者是功能完全丧失了,那么患者需要从外界摄取甲状腺激素来弥补自身的不足。所以从这一层面来说,不论是食用加碘盐还是无碘盐,对甲状腺并无影响。但若为甲状腺腺叶切除或者甲状腺组织尚有残留,则可以有正常碘饮食,包括食用加碘盐。对于在缺碘地区因碘缺乏而引发的甲减,最有效的补碘方法就是食用加碘盐。

对于自身免疫性甲状腺炎比如桥本甲状腺炎,由于长期高碘饮食本身会诱发其发生,破坏甲状腺细胞,从而使疾病加重或引发甲减,因此要限制碘的摄入。该病为由遗传因素及环境因素引起的自身免疫性疾病,可在同一家族中的几代人中发生,所以桥本甲状腺炎患者的子女在成年后要注意减少碘的摄入量,必要时检查甲状腺功能,尽量做到提前干预,预防桥本甲状腺炎的发生。

对于单纯的甲状腺结节患者来说,最好在测定自身体内碘含量的情况下再选择性地进食含碘食物,比如加碘盐。

6) 我们常常忽略的甲状腺饮食

我们常吃的花椰菜、卷心菜、萝卜、西蓝花等都属于十字花科家族。十字花科植物中有一类抗氧化物质——硫苷,在某些条件下,硫苷会水解生成异硫氰酸盐。硫氰酸盐是一种致甲状腺肿物,致甲状腺肿影响的作用方式是竞争性抑制碘钠转运体(NIS)的活性进而抑制甲状腺碘吸收,长此以往会造成人体内甲状腺激素生成障碍,导致甲状腺肿大。甲状腺疾病患者究竟能不能吃十字花科植物呢?其实我们经常会说一句话:离开"数量"判断"能不能吃"都是伪命题。一般来说,在下列情况下,你才需要认真考虑这个问题。第一,需要短时间内大量食用十字花科食物,相当于每天要吃1千克的西蓝花、卷心菜等。第二,你同时有大量吸烟的历史,或者处于低碘地区并且吃不到海鲜和碘或者同时食用富含类黄酮的水果。除了上述情况,一般情况下,甲亢、甲减、甲状腺结节、甲状腺癌患者都可以适当吃一些十字花科食物,尤其是平时经常进食海产品及生活在沿海地区的人群。进食十字花科食物能有效降低高碘对于甲状腺的刺激作用,其中富含的大量抗氧化剂更是可以保护全身细胞免于各种有毒物质的侵袭。

此外,老百姓们忽视了最常见的豆制品,其对甲状腺功能也能造成影响。大部分豆制品中含有异黄酮,这是甲状腺过氧化酶的抑制剂,能减少甲状腺激素的合成。部分研究者提议,日常饮食摄入过量豆类或豆制品会增加患甲减的风险,甲减患者在食用豆类后可能需要服用更大剂量的甲状腺激素。需特别注意的是,如果给先天性甲减患儿食用大豆配方奶粉,应适当增加左甲状腺素钠的剂量,以确保满足患儿的甲状腺激素需求。

"追捕"甲状腺疾病的"核弹"——碘-131

　　既然咱们说到碘,那就得提一提碘大家族的成员。这其中包括碘的 35 种同位素和 8 种同质异能素,除了碘-127 为稳定同位素外,其余兄弟姐妹均为放射性同位素,其中就包括碘-131(^{131}I)。碘-131 广泛应用于医学检查和治疗中,对核医学的发展带来了很好的促进作用,尤其是在甲状腺疾病的诊治中,爆发出了极大的"核威力"。碘-131 不是自然界原本就存在的,而是人工产生的核裂变产物,来自核反应堆。核反应堆又称为原子反应堆或反应堆,在反应堆中,装配的核燃料爆炸释放的能量能够以较慢的速度向外释放,供人们利用。而核武器爆炸瞬间所发生的反应可让能量瞬间释放而成为一种威力巨大的武器。用于生产放射性同位素的反应堆中的放射性燃料在衰变过程中,会转变为多种放射性物质。使用碲金属或其化合物(如二氧化碲)做靶材料,在反应堆中子的轰击下,通过特定的中子俘获反应生成碲-131,再经过一系列衰变和转化后,就产生了碘-131。

守护你的甲状腺——核医学有绝招

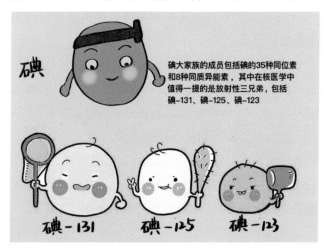

碘大家族的成员包括碘的35种同位素和8种同质异能素,其中在核医学中值得一提的是放射性三兄弟,包括碘-131、碘-125、碘-123

放射性核素碘-131不同于稳定性核素,它像淘气的小男孩,始终处于不稳定的状态,自身也在不停地衰变,同时将自身的多余能量以β射线(99％)和γ射线(1％)的形式不停地向四面八方发射。碘-131随时间的延长不停地衰变,核内的53个质子及78个中子在β衰变以后放出一个电子,由于电荷守恒,核内变为54个质子和77个中子,质量数不变。此时的碘-131变身成为另一种核素——氙-131(^{131}Xe)。生成的^{131}Xe也处于不稳定的激发态,发生进一步的衰变。

精准"粒子刀"——碘-125

据统计,全世界每年约有700万人死于恶性肿瘤。恶性肿瘤是"不治之症"的阴影长期笼罩在人们心头,挥之不去。癌症患者频频哀叹,除了手术、化疗、外放射治疗外,是否还存在能减少痛苦的方法?

随着各种治疗手段的不断完善、影像技术的飞速发展及多学科综合治疗理念的兴起,微创介入治疗在恶性肿瘤治疗中扮演越来越重要的角色。碘-125(^{125}I)粒子植入技术的出现,也使得现代放射治疗进入了一个新的发展时代,在当前肿瘤治疗中具有显著的优势和特色。下面,让我们来认识一种新的肿瘤治疗方法——粒子植入。

粒子植入全称为放射性粒子植入治疗技术,又可形象地称为"粒子刀"。这是一种将放射源植入肿瘤内,使其杀死肿瘤细胞的治疗方法。

放射性粒子植入治疗技术最早于20世纪初诞生,用于前列腺癌的治疗。1909年,法国巴黎镭放射生物实验室利用导管将带有包壳的镭植入前列腺,完成了近距离治疗前列腺癌。但因当时技术原因,剂量不易掌握,易引发患者严重的直肠损伤,基于此,最初粒子治疗运用并不广泛。直到1931年,瑞典研究人员提出了近距离治疗的概念,并发明了剂量表格计算方法,从而降低了并发症风险。20世纪70年代,美国纽约纪念医院开创了经耻骨后组织间碘粒子植入治疗前列腺癌的先河,形成了今天前列腺癌近距离治疗的基础。用粒子植入治疗早期前列腺癌在美国等国家已成为标准治疗手段,在国内其治疗理念也渐渐得到认可。

到了20世纪80年代后期,粒子植入的适应证扩大。如今在甲状腺癌的治疗中,粒子植入也占据了一定的地位。目前用于粒子植入治疗的放射性粒子主要有放射性镭粒子、金粒子、氡粒子、钯粒子和碘粒子,其中碘-125粒子最常用。

甲状腺显像"新贵"——碘-123

在碘大家族中,碘-123(^{123}I)相比于碘-131、碘-125要少见一些,大家可能有些陌生,但它可以说是核医学中甲状腺显像的"新贵"。

碘-123具有优越的核物理性质,半衰期为13.2小时,发射的γ射线能量为159 keV,并不发射β射线,特别适用于γ照相机及SPECT成像。在发达国家,碘-123及其标记化合物已广泛用于心脏学、神经学和肿瘤学研究和临床诊断。

而在甲状腺疾病的诊断中,碘-123也占有一席之地。众所周知,在大多数情况下,分化型甲状腺癌的预后良好。通常,在甲状腺癌的甲状腺切除术之后,患者会接受^{131}I靶向放射治疗,以消融残留的甲状腺组织,并治疗局部微转移。在治疗之前,一般都需要对患者进行全身放射性碘扫描,以评估整体情况,鉴定残留甲状腺和甲状腺残余肿瘤的程度,有没有远处的转移,可能会据此改变计划的治疗剂量。

一般常用的全身放射性碘扫描的显像剂为碘-131,它具有低成本、广泛性和 8 天半衰期的优势,能够方便地在 48～72 小时内成像,达到诊断的目的。但是,碘-131 扫描的图像质量欠佳,同时,有学者认为,碘-131 诊断剂量对分化的甲状腺组织具有亚致死作用,导致随后的碘-131 剂量吸收减少,称为"眩晕"现象或"顿抑"现象。也就是说,治疗前使用碘-131 显像会使残留的甲状腺功能衰弱,治疗效果变差。

因此,对于这种治疗前进行诊断性全身甲状腺肿瘤扫描成像,碘-123 更受欢迎。碘-123 作为纯 γ 发射体,具有良好的 γ 射线能量,从而可以获得更好的图像质量;而且因为没有发射 β 粒子,不会产生"眩晕"现象的结果,即不会使残留甲状腺或肿瘤组织对后续治疗产生抵抗力。此外,碘-123 的放射剂量约为碘-131 的 1%,对甲状腺组织和整个身体的辐射较少。但由于碘-123 的半衰期较短(13.2 小时),因此当获得图像的时间较长时,可能会降低检测弱性甲状腺肿瘤或残余肿瘤的敏感性。

此外,已有报道称,碘-123 SPECT/CT 成像是可疑异位甲状腺组织的功能和解剖学评估的有用成像方式。大多数异位甲状腺患者会表现出甲状腺功能减退的症状,一些患者可能表现出诸如咳嗽、吞咽困难、呼吸困难、喘鸣和发声障碍等症状,必要时需要进行外科手术切除。此时,碘-123 SPECT/CT 成像具有指导作用。

碘-123 虽然价格昂贵,但因其优越的物理性质,是当之无愧的甲状腺疾病显像中的"新贵"。

核医学明星之三：氟

当甲状腺生病时，临床医生会给患者开常规的抽血检查、甲状腺 B 超，还会考虑核医学科相关的检查，如甲状腺摄[131]I 率的测定、利用 SPECT/CT 进行甲状腺平面显像等。其中，压轴宝典就是用核医学科中的 PET/CT 进行全身显像，这种显像所用到的显像剂为氟 - 18 标记的氟代脱氧葡萄糖（[18]F - FDG）。

世纪分子——[18]F - FDG

[18]F - FDG 是指氟代脱氧葡萄糖，其完整的化学名称为 2 - 氟 - 2 - 脱氧 - D - 葡萄糖，简称 FDG。其中的主角是正电子核素[18]F。自然界存在的氟元素 100% 都是[19]F，而[18]F 是人工产物，其半衰期是 109 分钟，在衰变过程中释放出正电子，生成稳定不具放射性的[18]O（重氧）。[18]F 无法长久保存，做 PET 检查的医院一般都有自动合成装置和现场式回旋加速器，或者当天药厂发来药品。[18]F 能发射正电子，每个正电子能与负电子发生特殊反应湮灭辐射，产生一对 γ 光子，就像侦察兵发出信号一样。FDG 从化学角度来说，就是我们用 F 离子代替了葡萄糖分子 2 号位上的羟基，因而能够"伪装"得与葡萄糖的结构高度相似，能够顺利混入葡萄糖分子大军并被身体组织（包括正常组织和肿瘤组织）误认为是葡萄糖分子。

在治疗过程中，通常给禁食数小时、血糖值较低的患者静脉注射含[18]F - FDG 的溶液，患者安静等候约 1 个小时，以便 FDG 在体内充分分布，为那些利用葡萄糖的器官和组织所摄取，然后通过 PET 扫描仪检测信号分布。被摄入肿瘤细胞的^{18}F – FDG会暂时留在肿瘤细胞内,而且恶性肿瘤细胞由于代谢旺盛,对葡萄糖的需求增加,因此恶性肿瘤组织会比正常组织消耗更多的葡萄糖,同时也就霸占了更多的 FDG。这个伪装的"侦察尖兵"^{18}F – FDG 就能发出 γ 光子而被 PET 扫描仪探测到,帮助医生准确检出这些癌症病灶。因此,^{18}F – FDG 在肿瘤学临床医学影像和癌细胞扩散方面的研究有着大量的应用。

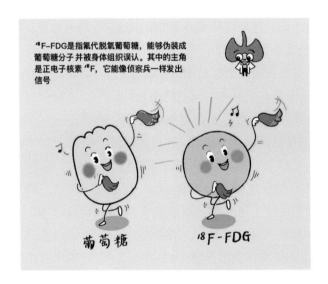

^{18}F-FDG是指氟代脱氧葡萄糖,能够伪装成葡萄糖分子并被身体组织误认。其中的主角是正电子核素^{18}F,它能像侦察兵一样发出信号

葡萄糖　　　^{18}F-FDG

PET/CT 的秘密

　　PET/CT 全称为正电子发射计算机体层显像仪,它由 PET(正电子发射断层成像仪)和 CT(计算机断层扫描仪)合二为一而成,因其能早期发现、早期诊断从而达到早期治疗的目的,在网络上也称为"查癌神器"或"肿瘤照妖镜"等,可认为是目前最

先进的医疗诊断设备之一。

在20世纪70年代,PET首先得到突破性发展,当时美国的ORTEC公司组装生产了第一台商用PET,最初主要用于脑功能等科学研究。20世纪80年代末,随着正电子显像剂^{18}F-FDG开始应用于脑显像和心肌存活显像,尤其是在恶性肿瘤显像中的成功应用,使PET逐步被临床医务人员接受和青睐。20世纪90年代后期,医学影像学出现了一次重大发展——图像融合技术。图像融合技术不是简单地通过软件进行图像处理,而是通过不同影像学优势互补及相互完善,形成一种全新的影像学,其代表设备为PET/CT。1998年,第一台专用PET/CT的原型机安装在美国的匹兹堡大学医学中心,其设计是将临床使用的PET和CT串联在同一机架上,在2000年被《时代周刊》(*Time*)评为最具创意且已商业化的三大发明之一。2000年10月,美国食品药品监督管理局(FDA)批准由西门子(Siemens)公司和CTI公司推出商业化的PET/CT。

PET是反映病变的基因、分子、代谢及功能状态的显像设备。其利用带正电子的放射性核素(如氟-18、碳-11、氮-13、氧-15)标记人体化合物或代谢物(如葡萄糖、蛋白质、核酸、脂肪酸、受体的配体及水等)作为显像剂。其中,临床应用最广泛的是^{18}F-FDG,经注射到受检者体内后,正电子核素伴随标记物参与人体组织器官在生理病理过程中的细胞代谢活动而重新聚集分布。然后用PET这种体外探测"神器"进行采集,从而得到人体代谢活动分子水平的信息,为临床提供疾病的生物代谢信息。这个过程就好比在"敌人"(疾病)内部派驻了间谍,其内部情况通过间谍随身携带的无线电装置发出电报,使用专业接收设备,我们就可及时清晰地掌握"敌人"内部的情况。

PET 系统的主要部件包括机架、环形探测器、符合电路、检查床及工作站等。其中探测系统是整个 PET 系统中的主要部分，它由若干探测器环排列组成，探测器环数越多，一次扫描可获得的断层面也越多。当人体内注射了正电子放射性核素药物后，环形探测器就像"信息接收器"，接收正电子核素经"特殊反应"转换成的能量相同、方向相反的两个 γ 光子的信息，由 PET 系统中的成对符合探测器采集，经过计算机重建成断层图像。

PET/CT 是 PET 和 CT 两种影像设备的有机整合，共用一个外框机架、同一个检查床和同一图像处理工作站。患者快速全身扫描一次可以同时获得 CT 解剖图像和 PET 功能代谢图像，两种图像有机结合、优势互补，产生 1+1＞2 的效果。病灶的生物代谢信息及精准的解剖定位和结构可同时呈现在医生面前，从而让医生对疾病的判断更早、更快、更全、更准。

^{18}F - FDG 揭秘甲状腺疾病

作为医疗显像设备领域中的"贵族"，在甲状腺疾病诊断中，该何时使用 ^{18}F - FDG PET/CT 呢？许多研究证明，对于碘-131 全身显像阴性而血清甲状腺球蛋白（TG）水平增高的分化型甲状腺癌患者，^{18}F - FDG PET/CT 显像阳性率明显增高，其在复发或失分化转移灶的寻找及病情再分期方面具有重要价值。对于未分化甲状腺癌，除了使用 ^{201}TlCl（氯化铊）显像，也可使用 ^{18}F - FDG PET/CT 显像。因此，为了排除存在甲状腺肿瘤复发的可能，此时"世纪分子"^{18}F - FDG 登上舞台，让甲状腺疾病真相"氟"现。

第 3 章

终有一天，甲状腺作妖了

有一天，"小蝴蝶"幻化成妖，在人体中兴风作浪，引发阵阵海啸，破坏力之强，让人无法招架。作妖的甲状腺到底会带来多少健康危害呢？下面就让我们细数它的种种罪状。

心慌眼突脖子粗，甲亢症状要清楚

网上曾流传过一个故事，X 医生门诊遇到一个被诊断为甲亢的小姑娘 A，还没等 X 医生开口，姑娘 A 先问道："医生，我在网上查过，觉得甲亢这病还蛮不错的，人又瘦了，眼睛又大了，精神还倍儿抖擞……我可不可以不治疗啊？"事实上，得了甲亢可并不像这位姑娘说得这么美好。

脉搏加快、眼球突出、颈部肿大是甲状腺功能亢进症的三个典型症状，又称为梅泽堡三征，是人们最早总结出来的甲亢典型症状。如今，随着诊断技术日渐发达，因能做到早期诊断，所以这三个症状同时出现的患者越来越少见了。甲亢是甲状腺激素合成和分泌过多，以交感神经系统兴奋度增高以及代谢亢进为主要症状的综合征。表现为多食、消瘦、畏热、多汗、心悸、激动，以及不同程度的甲状腺肿大、眼突、手颤、颈部血管杂音等，严重的可出现甲亢性心脏病、昏迷甚至危及生命。因此，如果你肚子容易饿、吃得多、消瘦、心跳快、多汗，以及出现月经量少、经期长的症状，就要留心是否患了甲亢。甲亢中后期患者则会出现严重消瘦，并且可能发展为恶性突眼、甲亢性心脏病。

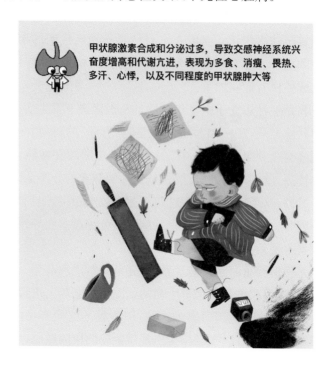

甲状腺激素合成和分泌过多，导致交感神经系统兴奋度增高和代谢亢进，表现为多食、消瘦、畏热、多汗、心悸，以及不同程度的甲状腺肿大等

天热当心·甲亢刷存在感

甲亢的诱发因素可分为先天因素和后天因素两种。先天因素是指甲亢的遗传因素，如果家族中有人患有甲亢，在先天因素

的影响下,患甲亢的概率就比一般人高。后天因素可分为多个方面:自然环境的污染;生活、工作节奏的加快导致人们压力增加,引起体内神经高度紧张,以致内分泌失调;人体受病毒、细菌感染后出现免疫功能失调;高碘食物的摄入;等等。

夏季是甲亢的高发期,患者数量比秋冬季多。患者包括甲亢初发者、甲亢复发者和甲亢加重者三类,尤以后两者为多。我们都知道,夏季人体新陈代谢会加快,人体的应激情况增多,甲状腺激素也随之变化。而甲亢本身就是一种高代谢的疾病,因此在夏季更加容易发作或复发。炎热易使人情绪波动,也会诱发甲亢或使原有症状加重。

甲亢是一种多发于中青年女性且与现代快节奏生活方式有关的甲状腺疾病,20~50岁的女性是它"青睐"的对象。女性较男性更容易受到甲亢的"青睐",由于性成熟期的女性体内激素分泌的特点,她们体内的雄性激素、促性腺激素的分泌活跃且不稳定。另外,这个年龄段的女性情绪相对也不稳定,遇到精神刺激等诱因时更容易发病,引发甲状腺激素分泌过多而导致甲亢,同时激素水平紊乱也是诱因之一。

甲亢病情严重时还可能导致"甲亢危象",出现高热、心率过快、休克昏迷等严重危及患者生命的状况。对老年人来说,也许不会有消瘦、心慌、腹泻等典型症状,但心脏不舒服有可能是甲亢的首发表现。因此,当老年人出现房颤等健康问题时,也需排除是否是甲亢引起的。

甲亢治疗的"三剑客"

对于甲亢的治疗,目前常用药物治疗、核素治疗和手术治疗三种方法,称为甲亢治疗的"三剑客"。其中,药物治疗服药周期长，一般需要一年半到两年的治疗时间，可能引起肝肾功能和造血系统损伤。患者服药康复后，如果工作和生活仍长期处于高度紧张和疲劳的状态，也容易使甲亢复发。

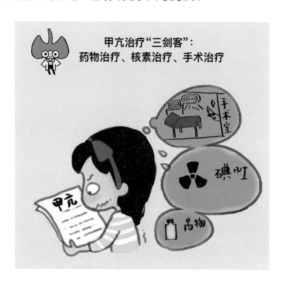

手术治疗可能有并发症出现，如喉返神经损伤导致声音嘶哑或甲状旁腺功能减退。目前除了甲状腺重度肿大，有明显压迫食管和呼吸道等情况，我们一般不推荐手术治疗甲亢。碘-131 治疗是目前欧美国家的首选方法，虽然部分患者可能发生甲减，但是可以通过左甲状腺素钠片进行替代治疗。

甲亢的发病率高，又多发于中青年人群，所以中青年人群要养成良好的生活习惯，生活要有规律。如果不注意休息，过度劳累，喜欢熬夜，就会导致精神紧张，影响甲状腺激素的分泌。同时，年轻人还应该提高自身免疫力，加强锻炼，避免受到病毒、细菌的感染，预防甲亢。

甲亢患者的饮食

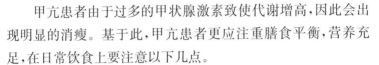

甲亢患者由于过多的甲状腺激素致使代谢增高,因此会出现明显的消瘦。基于此,甲亢患者更应注重膳食平衡,营养充足,在日常饮食上要注意以下几点。

（1）甲亢患者应该限制碘摄入量。碘摄入少,合成的甲状腺激素就会相应减少,所以应禁食含碘食物,尤其是高碘食物,最常见的有紫菜、裙带菜和海带。

（2）甲亢患者不宜吃辛辣刺激的食物。患者本身就易发热出汗,辛辣食物会加重症状。

（3）应限制膳食纤维的摄入。因甲亢患者胃肠蠕动会增加,高纤维的食物会加快胃肠蠕动,故不宜多食。

（4）保证充足的蛋白质。因动物蛋白有刺激兴奋作用,对于甲亢患者来说宜少食,应选择以大豆等植物蛋白为主,肉类以猪肉、鸭肉、鹅肉、兔肉为主,还应保证牛奶和鸡蛋的摄入。

（5）保证碳水化合物的量,从而为患者提供充足的热量。

（6）增加维生素的供给。可以吃一些富含维生素 B 及维生素 C 的食物,适当食用动物内脏,多吃新鲜的绿叶菜。

（7）勿忘补充微量元素。甲亢可导致微量元素吸收减少,患者体内钡、镁、锰、锌、锑会明显下降。若甲亢伴低钾周期性瘫痪时,可多选橘子、苹果等来补钾。由于糖会引起血钾进入细胞内,导致血钾低,因此要少吃甜食。

（8）甲亢突眼患者应保持低盐饮食或辅以利尿剂,以减轻眼部水肿。

（9）应戒烟戒酒。香烟中的尼古丁会促使甲状腺激素分泌增加,酒精对神经、循环系统和消化系统均有明显的兴奋、刺激作用,而且吸烟、饮酒都会减弱抗甲状腺药物的治疗效果。

有些甲亢,并不是甲状腺的错

体内甲状腺激素水平过高会导致甲亢。除了甲状腺出现问题导致激素水平异常外,还有很多病因可以左右身体内甲状腺激素水平,根据这些病因我们可以给甲亢这个家族做出大概的分类。

1)垂体性甲亢

垂体可以分泌促甲状腺激素,精细调节身体内甲状腺激素水平,可谓劳苦功高。如果垂体出问题了,甲状腺激素水平也会不稳定。垂体会分泌过多的促甲状腺激素,导致甲状腺激素大量分泌而引起甲亢。

2)卵巢甲状腺肿

卵巢有时也会"多管闲事",若卵巢里有畸胎瘤或皮样瘤,由于这些瘤有分泌甲状腺激素的功能,因此会引起体内甲状腺激素增多,引起甲亢,但比较少见。

3)其他原因

有时候为了治疗甲减等疾病,用了很多甲状腺激素治疗,反而引起甲亢;或者甲状腺有了炎症,使甲状腺的组织结构受到破坏,甲状腺激素大量溢出来,引起甲亢,这就像仓库的墙倒了,所有储存的产品都散落出来一样。

了解了以上甲亢的类型我们便明白,与其说甲亢是一种疾病,不如说它像一种症状。对不同类型的甲亢,不能用同一种治疗方法。因人而异,因病施治,找到甲亢的病因后进行综合治疗,才能真正药到病除。

甲状腺变老与甲减

热心开朗的刘大妈每天晚上雷打不动地在小区广场上和老姐妹们一起跳广场舞。但是最近一段时间，老姐妹们发现刘大妈经常"缺勤"，而且即便来了也没有以前的投入状态，曾经极具感染力的丰富表情也慢慢有点呆滞了，和老姐妹们在一起时话也少了，似乎性格变得内向了。最后在子女的陪伴下，刘大妈去医院做了一个较为全面的体检，发现罪魁祸首是甲减。

甲状腺功能减退症（甲减）是由于甲状腺激素合成和分泌减少或组织作用减弱导致的全身代谢减退综合征。甲减发病隐匿，主要表现是以代谢减退和交感神经兴奋下降为主，病情轻的早期患者可以没有特异症状。老年甲减主要表现为怕冷乏力、少言懒动、体温偏低、食欲减退、排便困难、体重增加、记忆力减退、行动迟缓、嗜睡慵懒、皮肤干、嘴巴干、眼睛干、毛发稀疏掉眉毛、脸部眼睑水肿、心脏普遍性增大、心动过缓、心音减弱，有时可出现心包积液等。甲减患者常会发生高血脂、高血压等伴随疾病，可累及心脏，严重者可出现心绞痛、心肌梗死、心力衰竭、心包积液、阻塞性睡眠呼吸暂停综合征和黏液性水肿昏迷，病死率可达50%。值得警惕的是，老年甲减的表现其实并不典型，而且老年人多患有一些退行性病变或大脑功能减退等，两者极易混淆，导致漏诊或误诊。因此，早期诊断、科学治疗不容忽视。

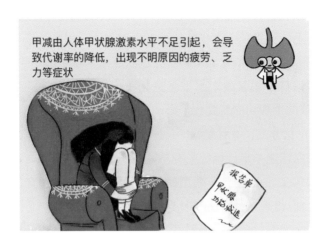

甲减由人体甲状腺激素水平不足引起，会导致代谢率的降低，出现不明原因的疲劳、乏力等症状

甲减发生的信号

甲减发生时并非无迹可寻，人体会发出警示信号，如能早期识别出这些信号，那么可以对甲减进行早诊断、早治疗，避免对人体造成更大伤害。

1）信号一：人变懒了

有些人时常感到情绪低落，做任何事都毫无积极性，只想躺着，不想做事，即便休息充足了，还是无精打采。切不要以为是自己变懒了，这时候不妨查查甲状腺功能，很有可能就是甲减惹的祸。因为甲减发生时，甲状腺激素水平会降低，从而引起代谢变慢，进一步表现为不明原因的疲劳乏力，致使整个人都变得非常倦怠。

2）信号二：皮肤干燥，头发干枯

身体发肤也与甲状腺有关。甲减患者的皮肤会变得又冷又干，颜色发黄或者非常苍白，有些患者甚至大热天都不出汗。还有些甲减患者会出现掉发、头发干枯无光泽的现象，严重的还会波及眉毛。这都是因为皮肤的很多生理功能受甲状腺激素的调控，比如产生油脂的皮肤腺体就受甲状腺激素水平的影响，皮肤的厚度也与甲状腺激素水平息息相关。甲减时甲状腺激素不足，皮肤的生理功能就受到了影响。

3）信号三：身材发福

资深球迷一定认识曾经有"外星人"之称的巴西著名足球明星罗纳尔多，他本来拥有典型的运动员身材，但不曾想在其职业生涯后期，出现在大众面前时身材突然发福，以致影响了他的球技。其实罗纳尔多身材走形不仅仅是因为他疏于自我身材的管理、放纵食欲、懒散所致，也是因为他患有甲减。甲减患者甲状腺功能减退，会导致基础代谢率偏低，能量消耗减少，所以身体比一般人更容易发胖，且减肥难度也更大。除了身材发福之外，甲减患者还会出现很多其他部位的肿胀，比如脚踝周围的肿胀，眼睛周围的肿胀（俗称"泡泡眼"）。因此，如果发现自己有难以消退的肿胀，那么也要及时查查甲状腺功能，排除甲减。

4）信号四：生殖系统功能减退

甲减会影响生长发育，这其中还包括影响生殖系统的发育。甲减可以引起不孕不育，甲减患者即便怀孕了，也较其他甲状腺功能正常的孕妇更容易发生早期流产的风险。如果是在青春期就患上了甲减，则很可能会引起青春期发育迟缓、月经异常，到了育龄期发生不孕的概率会明显增大。在男性甲减患者身上，最常见的表现为性欲降低、睾丸萎缩等症状，如果不能在早期得到治疗，也会直接影响男性的生育能力。

守护你的甲状腺——核医学有绝招

治疗——低剂量起步，药物治疗简单便捷

原发性甲减的临床治疗目标是甲减的症状和体征消失，TSH、TT_4、FT_4值维持在正常范围。左甲状腺素钠是甲减的主要替代治疗药物，常用的为优甲乐。药量要根据患者的病情、年龄、体重及心脏功能状态等综合确定。老年患者一般需要较低的起步剂量，常规先检查心脏功能状态，初次用药后 4～6 周复查甲状腺功能三项，调节左甲状腺素钠的用量，调整剂量宜慢。其用药原则如下：早上起来立刻吃药，1 小时后再吃早饭；上午不喝牛奶豆浆，不补充钙铁铝剂；与其他药物和某些食物的服用间隔应当在 4 小时以上。服优甲乐的患者都应遵循用药原则，否则会影响药物吸收，导致甲减病情控制不佳。

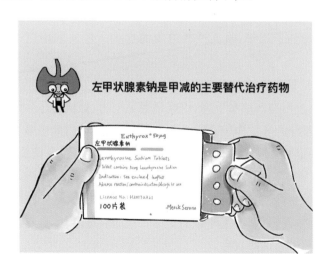

对于亚临床甲减是否需要进行左甲状腺素钠治疗，目前医学界还没有达成一致意见。临床医生在做出亚临床甲减诊断时应

考虑年龄和种族特异性 TSH 界限值，并且在数据异常后的4～8 周重复测定，理想状态是在同一医院用相同检测设备检测。

目前亚临床甲减的治疗方法尚缺乏可靠证据。老年亚临床甲减患者的治疗可能不符合成本-效益关系，并有可能带来负面影响，如心脏负担加重、房颤、甲状腺功能亢进症、骨密度下降和骨折。

手脚冰冷的治疗

甲状腺激素不足会导致机体产热不足，因此甲减患者常畏寒怕冷。虽然在炎炎夏日患者较他人更耐热，尚无大碍，但一到冬季，平常就怕冷的患者则会寒冷难耐，整个冬季变得极为难熬。此时除了要继续进行规范的甲状腺激素替代治疗，还要根据季节特点以及自身特点，适时调节生活方式、改善饮食习惯、加强锻炼等，从而改善怕冷的症状。建议采用以下几种方法。

1）防寒保暖勿着凉

由于自身产热量下降，甲减患者免疫力、抵抗力也会随之降低，在寒冷的环境中较正常人更容易受凉感冒，因此甲减患者在冬天一定要加强防寒保暖措施。在室内可以开热空调或暖气，注意从室温高的房间出来时要添衣，从室温低的房间进入室温高的房间时要脱衣，避免因温差大而受寒。尽量避免在早晚寒凉的时间段出门，在室外除了要穿防寒的衣服之外，也建议佩戴帽子、围巾等御寒衣物。

2）饮食温补忌寒凉

甲减患者怕冷、喜热、乏力，中医认为阳虚，因此在冬季更适宜温补。饮食中可以增加肉类食品，尤其是性属温热滋补的肉类比如羊肉、牛肉,其蛋白质含量高、热量也高,甲减患者可以常食;可以增加温阳健脾的蔬菜,如韭菜、山药;可以常吃补肾温阳的瓜果,如核桃肉。甲减患者可以在冬季选择一些药食同源的中药材,如黄芪。黄芪补气温阳,夏天吃多了可能会上火,冬天则特别适合甲减患者自制药膳和煲汤,改善精神状态。另外提醒患者,寒凉生冷之品如冷饮、苦瓜、西瓜、菊花茶等,少食为好。

3）增加活动多锻炼

运动是帮助甲减患者增加热量的好方法。运动可以调畅经络,促进气血流通,增强患者的抵抗力,但是甲减患者因为身体疲乏,所以要避免进行剧烈运动。建议甲减患者可以在冬天打太极拳、八段锦、五禽戏等,也可以进行慢跑快走等适宜的运动。不过需要提醒的是,由于冬天气温低,尤其在清晨和晚上特别寒冷,所以不建议在这两个时间段出门锻炼,尤其是有早起锻炼习惯的老年人,在冬天应尽量推迟外出锻炼的时间,除了避免受寒之外,也可以避免发生心脑血管危险事件。

4）搓手暖脚促循环

甲减患者特别容易手脚冰凉,四肢不温,这是因为患者末梢循环不好。中医认为,十二经脉多在手指处交会,手上有许多穴位,经常搓揉按摩不仅可活动关节,有利气血经脉通畅,提升阳气防寒保暖,还可以帮助甲减患者缓解手胀、晨起手指关节僵硬等不适症状。因此,建议患者经常搓搓手,从而促进气血循环,改善双手冰冷的症状。另外,甲减患者也应时常暖脚,俗话说"寒从脚底生",护好脚也可以使身体温暖。建议甲减患者每晚睡前半小时用热水泡脚,并边泡边搓,促进足部血液循环,从而改善足部寒冷症状,更有助于改善睡眠质量。

中枢性甲减与普通甲减区别

评判甲状腺功能有两类指标：甲状腺激素（T_3、T_4）和促甲状腺激素（TSH）。两者一般呈"跷跷板"原则，前者高则后者低，前者低则后者高。然而，曾经有个阿婆，因反应迟钝、怕冷、乏力来医院就诊。检测后发现其甲状腺功能指标 FT_3、FT_4、TSH 均出现降低。经过详细询问，得知阿婆在 20 多年前做过垂体肿瘤手术，初步考虑她是中枢性甲减。

根据发病部位不同，甲减主要分为原发性甲减和中枢性甲减两种。中枢性甲减的发病率只有原发性甲减的千分之一。中枢性甲减责任不在甲状腺，它是由下丘脑垂体及其周围病变导致的垂体前叶 TSH 分泌受损引起，导致甲状腺激素分泌减少，无法满足机体需求，进而引起一系列临床症状，常伴有性腺及肾上腺功能减退。

中枢性甲减多发于儿童以及 30 岁以上的成年人，先天原因多是垂体、下丘脑发育不全等。儿童患者的病因多源于颅咽管瘤。成年患者的病因大多是因垂体大腺瘤接受手术和放射治疗、头部损伤和淋巴细胞性垂体炎；女性患者以希恩综合征为多见，即产后大出血导致的垂体缺血性坏死，从而引起分娩后不同程度脑垂体功能减退。

中枢性甲减常合并其他垂体激素缺乏，某些情况下仅存在单一的垂体功能缺陷。患者除了出现与原发性甲减相同的临床表现，如精神倦怠、反应迟钝、记忆力减退、食欲不振、心动过缓、黏液性水肿和贫血等，还会出现原发病变引起的临床症状以及腺垂体内其他激素分泌减少引起的症状，如闭经、低氯低钠等。

被确诊为中枢性甲减后,患者一般使用左甲状腺素钠进行替代治疗。在准备开始药物治疗前,须先评估患者肾上腺功能,以排除肾上腺皮质功能减退,否则可能诱发肾上腺危象,危及生命。如果患者服用左甲状腺素钠后病情出现恶化,常提示肾上腺皮质功能减退的可能。若治疗前无法评估肾上腺功能,可使用皮质类固醇进行预防性治疗,根据患者的年龄、性别及合并症确定合适的剂量,确保将 FT_4 保持在参考范围的中间值,并定期检查患者的临床状况和甲状腺功能。

与原发性甲减不同,中枢性甲减使用左甲状腺素钠替代治疗中无法单纯地使用促甲状腺激素(TSH)作为监测指标,因此在使用左甲状腺素钠替代治疗过程中应密切监测患者 FT_4、FT_3 的变化。

除此之外,还应定期检查肾上腺功能及性腺激素水平,若发现指标异常或出现甲状腺功能减退、甲状腺功能亢进的症状(如消瘦、食欲亢进、手抖、突眼等),应及时就诊。

 ## 分"善恶",辨"忠奸",收起甲状腺结节的"必杀令"

一组有关甲状腺癌激增的数据引发了许多人的关注。2014年,北京市卫生和计划生育委员会发布的《2013 年度北京市卫生与人群健康状况报告》显示,北京甲状腺癌的发病率在 10 年内增长了近 4 倍。2015 年,广州市疾控中心死因和肿瘤监测科通过对历年来的甲状腺癌死亡率进行统计,显示甲状腺癌已经成为广州市增速最快的恶性肿瘤。2018 年,上海市疾控中心发布的上海市最新肿瘤登记报告中显示,甲状腺癌发病率高达16.8%,发病率首次超过乳腺癌登上榜首,成为上海女性发病率最高的癌症。

在甲状腺癌节节攀升的背后，还有每年体检中发现的日益增多的甲状腺结节患者。甲状腺结节会不会癌变？要不要一刀切？是不是碘吃多了？这一系列的问题困扰着患者，让他们无所适从，小小的结节惹出了许多大烦恼。在此提醒患者们，纠结与烦恼其实大可不必，对于甲状腺结节应先分"善恶"，辨"忠奸"。

别用极端眼光看结节

体检报告一拿到，"甲状腺结节"赫然写在纸上，想必多数人心里一惊，"结节"会不会就是肿瘤？

在临床上确实呈现出两种极端。一端患者波澜不惊，完全不把结节当回事儿；另一端患者则是慌乱不堪，恨不得赶紧把结节给切了，斩草除根。对于结节，不仅患者会不知所措，医生也颇为头痛。即便是身经百战的专家，在没有完整的综合检查前，也很难判断结节的良恶性，无法给出非常明确的诊断。

甲状腺结节到底是什么？可以说有各种可能性，其背后隐藏疾病颇广，比如增生性甲状腺肿、毒性结节性甲状腺肿、甲状腺腺瘤、甲状腺囊肿、局灶性甲状腺炎、分化型甲状腺癌（包括乳头状甲状腺癌和滤泡状甲状腺癌）、未分化甲状腺癌以及髓样癌。对于这些陌生的医学名字，绝大部分患者都会一头雾水，也因为没有专业的医学知识储备，导致心里七上八下，更加紧张。不过幸好甲状腺结节以良性居多，占95％以上；恶性是少数的，只占其中的2％～5％。虽说这2％～5％的数值看上去并不算大，但是在一个患者身上，结节对其来说，良、恶性其实各占50％，在没有完全明确结节性质之前，仍然会非常忐忑。

那该如何判断甲状腺结节的良恶性呢？建议综合判断。首先看病史和表现，如果家族成员中确实有甲状腺癌病史的，结节在随访的过程中短期内有明显增大、质地变硬且不易活动，伴有持续性的声音嘶哑、自觉发音困难、吃东西难以下咽，那么都要高度警惕，恶性的可能性增大。当然，患者也不必过于慌张，现在有一系列非常好的检查手段，都可以判断甲状腺结节的性质，能明确它到底是"忠"还是"奸"。

"手感＋B超"初辨"忠奸"

做过体检的人多数都有过被医生用双手摸脖子的经历。大家是不是很好奇这双手到底能摸出啥，悄悄告诉你，有经验的医生这么一摸，就能探明是否有甲状腺结节，这种检查方法称为"颈部触诊"，是体检的常规检查项目，方法简单易操作且具有临床价值。只需医生站在受检者身后，用双手的食指、中指、无名指以及小指仔细触摸易长有结节的部位，就能凭手感大致摸出是否有结节，以及结节的大小、形状、活动性，从这些方面，也能粗略判断结节的"忠奸"。一般情况下，如果触摸到多个结节，那么良性病变的可能性较大；如果结节为单发，且摸上去质地较为坚硬，表面凹凹凸凸，咽口水时活动度又较小，则高度怀疑为恶性病变。若还摸到结节周围有大量肿大的淋巴结，那么更高度怀疑为甲状腺癌。

虽然手感可以初步判断结节的性质，但确诊还是需要依靠现代化的医疗检查技术与仪器。针对甲状腺结节，CT、MRI、B超，你是否纠结到底该用哪种检查方法更能明确良、恶性呢？不用纠结，因为甲状腺处于较表浅的位置，而且是不含有气体的实质性器官，所以临床首选B超作为它主要的影像学检查手段。

在 B 超下直径只有 2 毫米的微小结节也无所藏身,清晰可见。那么该如何通过 B 超对结节做"善恶"判断呢? B 超可以反映结节的大小、形态、边界和位置,还可提示结节是否有钙化以及血流状况。当你拿到 B 超报告单时,如果上面写着"高回声、粗大钙化(除甲状腺髓样癌以外)、结节周边有丰富血流信号(促甲状腺激素正常情况下)、海绵状形态、结节后方彗星尾征",那么多数情况提示为良性结节,不用过于惊慌。但如果"微钙化、低回声、结节内部血供丰富且杂乱分布、边界不清晰、纵横比>1"等,那么还是需要相当注意,恶性的可能性增大,亟须进一步检查,以明确诊断。

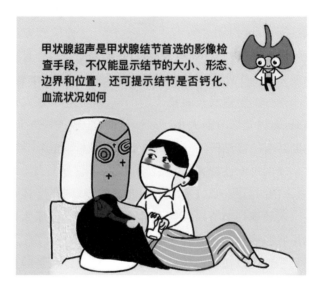

甲状腺超声是甲状腺结节首选的影像检查手段,不仅能显示结节的大小、形态、边界和位置,还可提示结节是否钙化、血流状况如何

虽然针对甲状腺的影像学检查首选 B 超,但这并非说 CT 和磁共振毫无价值可言。后两者也有自身的优势,比如在空间分辨率、结节的定位以及检查与周边组织(如重要的血管、神经

等)的关系上都有较大的优势,它们对于需要手术的患者来说,有不可替代的影像学参考作用。

亲肿瘤显像进一步辨"忠奸"

除了上述手段之外,核医学在进一步明确甲状腺良、恶性上也功不可没。它的功能代谢成像能很好地判别甲状腺结节的"善恶",甚至发现细针穿刺检查无法发现的甲状腺癌。相信大家都听说过,甲状腺有"冷""热"之分,这全仰仗于核医学方法感知到的"温度"。其中一种方法就是将正常甲状腺组织能摄取的显像剂注入人体内,如果结节的生物学特性与正常甲状腺组织类似,那么显现出的图像就表现为"温结节"或者"热结节",患者就不用过于担心;若显现的图像为"凉结节"或者"冷结节",则要高度重视。另外,还可以进一步对"冷结节"做判断,就是再将亲肿瘤显像剂^{99}Tc-MIBI注入体内,如果原来的"冷结节"对它摄取较多,那么就要极度重视了,因为^{99}Tc-MIBI喜欢肿瘤组织,它越是与"冷结节"亲近,这个"冷结节"是恶性的可能性就越大。反之,如果这个"冷结节"对它摄取较少,那么也就意味着恶性可能性较小,可以继续观察。

细针穿刺定乾坤

临床部分患者一旦发现甲状腺有结节,瞬间感觉"天塌了",整天担心,茶不思、饭不想,严重影响生活。为了没有后顾之忧,他们索性一"切"了之,但最后病理结果却为良性病变,这一刀切得似乎有点不值,这种情况在临床上并不罕见。其实要判断甲状腺结节的良、恶性,最可靠的检查方式是对结节进行细针穿刺,取少量组织做病理学检查。

"穿刺"会不会很疼呢？很多患者对扎这一针都觉得害怕，非常抗拒。事实上，细针穿刺风险并不是很大，只有极少数患者会出现局部肿痛或者出血感染。现在临床上细针穿刺所用的针头非常细小，安全，易操作，只需要局麻或者根本无需麻醉。不过对于混合型的结节，或者结节处在甲状腺腺叶后部，那么还需要在超声引导下做穿刺。如果患者有甲状腺癌高危病史，如父母、兄弟姐妹中有人患有甲状腺癌、在幼年期有过外照射治疗史或辐射接触史、做过甲状腺部分切除且明确为甲状腺癌等，需要接受超声引导下的细针穿刺活检。另外，如果超声提示为可疑恶性征象，并且结节的直径大于 5 毫米，那么也应该接受超声引导下的细针穿刺。

若是下面四种情况，则可以不行穿刺活检。一是经过甲状腺核素显像证实为"热结节"；二是 B 超提示为囊性结节；三是根据 B 超影像提示为良性结节；四是结节的直径小于 1 厘米，且 B 超没有恶性征象。对于这些完全能够排除恶性的情况，患者就可以免受皮肉之苦，没有必要再行穿刺活检，随访即可。

粗针活检成辨别"忠奸"新手段

有细针穿刺，相对的也有粗针穿刺。虽然目前甲状腺粗针穿刺在我国运用得相对较少，但近年来也受到关注，其优势正"浮出水面"。2019 年，韩国甲状腺协会制定了甲状腺粗针穿刺实用指南，详细介绍了粗针穿刺适应证、患者准备、活检技术、并发症、标本准备和病理报告解读等诸多内容。一项纳入 212 名甲状腺结节患者、248 个结节的研究显示，粗针穿刺在降低甲状腺结节穿刺不确定结果发生率的方面具有良好的有效性和安全性,有经验的操作人员可将粗针穿刺作为甲状腺结节的替代一线诊断方法。

从韩国指南的颁布中可以看出,对于细针穿刺难以判断结节性质、细针穿刺难度较大或怀疑滤泡细胞癌的患者,更适合采用粗针穿刺进行诊断。

甲状腺结节该不该"一刀切"

我们并不赞成一旦发现甲状腺结节就一"切"了之。甲状腺是全身最大的内分泌器官,它具有调节身体内环境的功能,如果将之部分切除或者完全切除,身体其他代谢功能就会受到影响。有些患者在未明确结节良、恶性时就盲目切除,后来病理证实为良性病变,而此时因为已经将甲状腺切除,进而发生了甲状腺功能减退,实则为"一个极不划算的选择",其弊大于利。所以对于甲状腺结节是否要切,何时切,还是需要冷静对待,不要在其"善恶"还不明确的情况下就贸然切除。

对于如何判断甲状腺结节的良、恶性,前面已经做了详细解说,患者本身其实只需要做好一件事儿,即发现甲状腺结节后赶紧就医,请专科医生诊治,必要的检查也需进行,先综合判断甲状腺结节之"善恶",再决定治疗方案。

当然,对于检查后明确为恶性结节的就尽快进行手术切除,手术后还需要终身服用甲状腺激素进行抑制治疗。对于检查后明确为良性结节的患者,只需遵医嘱定期随访观察即可。但是,若良性结节合并甲状腺功能亢进,表现为三碘甲状腺原氨酸和四碘甲状腺原氨酸指标升高,而促甲状腺激素(TSH)降低,则需要进行药物或考虑碘-131 治疗。

学会与结节"和平相处"

作为目前判断甲状腺结节良、恶性终极方法的细针穿刺活检也会存在一定的误判率。由于穿刺出的细胞只是一小部分,极有可能正巧未穿刺到恶变部位,因此即便做了细针穿刺活检判断为良性,仍要保持一定的警惕性。建议每半年到一年做一次 B 超检查,观察结节是否发生了动态变化,有没有在短期内变大,如果结节增大 15% 以上也要考虑手术切除。

若穿刺活检后证实为恶性病变,也不必过于担忧。甲状腺癌根据病变细胞的不同类型,分为几种类型:乳头状癌、滤泡癌、髓样癌和未分化癌。其中乳头状癌最多见,其恶性程度低,经过正规的甲状腺癌手术后治愈率在 90% 以上,绝大部分患者可以获得与正常人一样的寿命。如果查出结节性质可疑,但又抗拒穿刺检查,则可定期(3~6 个月)复查。

对于穿刺活检后确诊为良性甲状腺结节的患者而言,就更无须杞人忧天,但也不能过于掉以轻心,需要每隔半年到一年进行一次随访。此外,还要在日常注意自身是否有些体征的变化,若出现声音嘶哑、呼吸困难、吞咽困难、颈部淋巴结肿大等不良迹象,就要立即就医。在随访过程中,也无须复杂的检查手段,一般常规颈部 B 超就足矣。甲状腺自身抗体和甲状腺球蛋白定量测定对结节病因判断可能有些帮助,但这两项检查对鉴别结节良、恶性的价值并不大。

其实我们更建议与甲状腺结节"和谐共存、和平相处"。首先,希望甲状腺结节患者保持良好的心态,与其整日惶恐度日,不如积极向上。有很多研究都证明心理因素对身体有重大影响,情绪不良易诱发多种疾病,而乐观的情绪则利于疾病早日康复。

其次,建立合理的饮食结构。食物多样性可以保证营养均衡;以清蒸、水煮的烹饪方式可以减少油脂的摄入;平时要少食用过期变质食品以及含有人工化学合成物质的食品,多吃具有消结散肿作用的食物,包括菱角、油菜、芥菜、猕猴桃等,以及具有增强免疫力作用的食物,如香菇、蘑菇、木耳、核桃、薏米、红枣、山药和新鲜水果等。现在也可以根据需求买到有碘盐和无碘盐,这也是预防甲状腺疾病很好的公共卫生举措。

最后,保证充足的睡眠。良好的睡眠可以提高内环境的健康,提升人体的免疫力。甲状腺本身就是人体最大的内分泌器官,其调节着机体的整体内分泌水平,甲状腺休息好了,人体才能休息好。

桥本甲状腺炎:中年危机另有因

病例一:陈女士在一家大型国企任办公室文员,虽然每天的工作就是收发信件、整理文件,但最近几个月来,她越来越觉得力不从心。早上刚到办公室就好像没睡醒似的,等到中午已是疲惫不堪。晚上下班回到家,累到恨不得马上上床睡觉。胃口也变得很差,再好的珍馐美馔也提不起兴趣。更让她害怕的是,每天一到下午双脚就浮肿。虽然每一个症状都"微不足道",但要是集中出现,也足以让人心惊胆战。去医院做了全面检查后,医生给出了一个十分陌生的病名——桥本甲状腺炎。

病例二:随着秋冬季节的到来,气温骤然降低。与此同时,恼人的秋燥也不期而至。在干燥空气的威压下,全身上下都变得干干的,皮肤、嘴唇、鼻腔、眼睛……以水润燥是自然的选择,很多人都自觉或不自觉地增加了饮水的次数和量,连无辣不欢的人也收敛了不少。经过这一番顺应时令的调理,大多数人的秋燥情况有所改善,但少部分人(特别是中年女性)依然感到口干舌燥。王女士就来医院向医生抱怨这件事,这是为什么呢?

病例三:虽已过了立春节气,但春寒料峭,温度和湿度依旧在低位徘徊。按说此时不应该遭遇春困,然而36岁的李女士却怎么也睡不醒。每晚睡足八小时,白天咖啡、红茶也喝了不少,依然是整天昏昏沉沉,提不起精神。打电话咨询当医生的老同学,建议到医院看内分泌科。难道说这也是病?李女士有些怀疑,但检查结果确诊为桥本甲状腺炎。

乏力、浮肿、精神不济、春困秋燥……三位女士都遭遇中年危机了吗?

人体"发动机"急速运转,后果很严重

中年女性承受着事业和家庭的双重压力,有些人渐渐感到力不从心、四肢乏力、精神倦怠,严重时还会伴发下肢浮肿、口干舌燥等躯体症状。人们总是习惯将原因归咎于工作繁忙,殊不知这可能是一种特殊的疾病——桥本甲状腺炎,是女性遭遇中年危机的另一类原因。

这是一种发生于甲状腺的自身免疫性疾病。正常的甲状腺组织受到自身免疫系统的攻击,引发甲状腺功能减退,甲状腺激素合成和分泌不足。甲状腺自有人体"发动机"之称,足量的甲状腺激素对维持人体三大营养物质(糖类、蛋白质和脂质)代谢,保持充足的精力和体力,具有十分重要的作用。三位女士的一系列症状,全都拜"发动机"急速运转所"赐"。

守护你的甲状腺——核医学有绝招

桥本甲状腺炎：一种特殊的"甲减"

桥本甲状腺炎是一种自身免疫性疾病，最早由日本医生桥本策报道，故而得名。人体免疫系统的主要功能是监视和消灭外来"入侵者"和机体内部的"变节分子"。然而在各种致病因素的作用下，免疫系统机能发生异常，转而攻击正常的人体组织器官，整个人体发生"窝里反"，使甲状腺遭到自身免疫系统的攻击。在病程的早期，机体会代偿性地加大甲状腺的"工作量"，因此早期患者会有一过性的甲亢症状。随着病程的进展，甲状腺在自身免疫系统的打压下节节败退，最终发生功能减退。维持正常的甲状腺激素水平对健康至关重要，一旦发生甲减，患者就会产生乏力，倦怠，心悸，全身皮肤、黏膜干燥等症状。

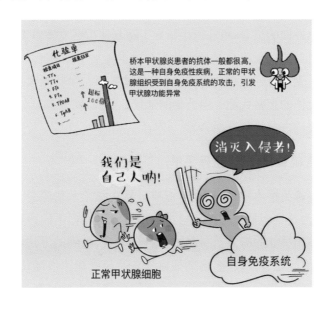

所谓秋燥,是一种由自然环境变化所引发的人体生理功能轻微失调。即便出现显著的皮肤、黏膜干燥,也属生理性变化。对于单纯的秋燥,多饮水,适当食用一些具有滋阴润燥功效的食物,就能有效改善机体的不适。但是,王女士的口干舌燥却是无论怎样补水都无法缓解的,这就是桥本甲状腺炎引发的干燥综合征。除了皮肤、嘴唇、鼻腔、眼睛等的干燥,还有部分患者会有阴道干涩的症状,影响夫妻性生活。由此可见,不能把所有的干燥症状都归咎于秋燥。一旦出现常规补水无法缓解的干燥,而且同时伴有倦怠、乏力,对什么事物都提不起兴趣等表现,就应高度怀疑罹患桥本甲状腺炎的可能。确诊后经过对症治疗,才能缓解干燥症状。

从疾病的本质上来说,桥本甲状腺炎是一种特殊的甲减,因此必须引入外源性的甲状腺素,弥补人体自身合成的不足。对处于急性期的患者,可在医生指导下适当使用糖皮质激素,通过抑制自身免疫反应来提高甲状腺激素的水平。对病程较长,甲状腺遭受不可逆损伤的患者,则应通过服用左甲状腺素钠片来维持机体的正常代谢。但药物的剂量、服药时间等都很有讲究,必须要请内分泌科医生指导。

少食含碘食物,谨慎选择手术

确诊为桥本甲状腺炎后,不要轻易选择手术切除肿大的腺体,因为这很容易让患者提早进入甲状腺机能低下阶段而需要长期服用甲状腺激素。对付桥本甲状腺炎,正确的方法应该是多运动、少吃含碘食物、定期抽血检查及接受超声波随访,接受药物治疗的患者要定期复诊。富含碘的食物主要是海产品,排在前三位的是裙带菜、紫菜和海带,桥本甲状腺炎患者应避免摄入这些食物,有助于控制病情。从医学营养学角度来看,除了海产品,产自陆地的食物碘含量都较低。值得一提的是,对讲究生活质量的都市人来说,要当心"隐形碘"的摄入。很多品牌的复合维生素、矿物质补充剂中都添加了碘,某些药物(如华素片)中也含有大量的碘元素,服用前应仔细阅读说明书。

谈甲状腺癌莫色变

近年来,甲状腺癌作为癌症家族中的"小字辈",开始急速"蹿红",发病率直线上升。如今不少人在体检中发现甲状腺结节,那么结节与肿瘤究竟是一墙之隔还是万里之遥?摄入高碘食物是不是甲状腺癌的诱因?如何检查治疗甲状腺癌?一连串的问题不仅困惑着甲状腺癌患者,也使"恐癌一族"忧心忡忡。

常见甲状腺癌可能不再是癌症

2016 年,由来自 7 个国家的 24 名医生组成的专家小组把某一类型的甲状腺肿瘤重新归类为非癌性肿瘤,具体内容已在 *JAMA Oncology* 期刊上发表。

这种此前称为滤泡型甲状腺乳头状癌(encapsulated follicular variant of papillary thyroid carcinoma)的疾病现在已经改称为带有乳头样核特征的非侵袭性滤泡型甲状腺肿瘤(noninvasive follicular thyroid neoplasm with papillary-like nuclear features,NIFTP),在英文名称中去掉了结尾意指"癌"的"carcinoma"。过去这种疾病在北美和欧洲所有甲状腺癌确诊病例患者数中占 10%～20%。

根据美国《纽约时报》的报道,美国每年大约有 1 万人被诊断出患有此类甲状腺肿瘤。这些人在此前都会被诊断为甲状腺癌,治疗也以癌为标准进行。如今,官方已将这种类型的甲状腺肿瘤归为非癌性肿瘤。

当然在重新确定这种甲状腺肿瘤的分类前,国际专家小组对 200 名 NIFTP 患者进行了长达 26 年的观察追踪,并将所获数据进行了分析,得出结论:这种甲状腺肿瘤带来负面结果的概率极低。据专家组发表的论文介绍,NIFTP 肿瘤具有看起来与癌症相近的核,但这些核并不能突破包裹它们的纤维组织。美国甲状腺学会(American Thyroid Association,ATA)的候选主席表示,既然这种甲状腺肿瘤不是癌症,那么就不该把它称为"癌",因此也不能进行过度诊断和治疗。

甲状腺癌比较"懒"

癌症的种类有很多,常见的癌症进展很快,而甲状腺癌却不同于其他的恶性肿瘤,通常它的生长比较慢,所以我们说甲状腺癌比较"懒"。随着医学知识的普及,不少甲状腺癌患者也能正视这个疾病。

相较于其他恶性肿瘤而言,甲状腺癌其实是一种恶性程度相对较低,且复发概率也相对较低的恶性肿瘤。但是由于一些患者未采取规范化的治疗,以及没有定期随访复诊,即便复发了也不知。

幸运的是,甲状腺癌若发现得早,是所有恶性肿瘤中预后相对较好的。因此,我们要强调甲状腺癌早发现、早治疗。

说到早发现、早治疗,很多人马上会想到甲状腺结节,且比较担心结节就是癌,或者会癌变。事实上,随着体检增加了甲状腺 B 超等相关项目后，甲状腺结节的检出率非常高。在此，值得提醒的是，若体检发现甲状腺结节，首先应到甲状腺专科医生处就诊，明确结节的性质。若确诊为良性结节则可以随访观察；如为恶性结节，那么就及早按照规范进行治疗。不管怎么说，甲状腺癌因其"懒惰"的个性，还是留有一定时间让我们去将其歼灭，所以甲状腺的定期检查非常重要。

留意"肿""生""哑"，早期发现儿童甲状腺癌

1993—2013 年，美国儿童甲状腺癌的发病率呈显著上升趋势，乳头状癌占大多数。在 0～19 岁儿童和青少年中，不论是局灶性还是侵袭性更强的分化型甲状腺癌（DTC），发病率都显著增加。一项来自韩国的大型人群研究显示，接受过诊断性低剂量电离辐射（如 CT、放射性碘治疗）的青少年甲状腺癌发生率明显更高。

1）儿童甲状腺肿块恶性居多

由于儿童自我表达能力差，而且由于"懵懂"，即便发生了身体的不适，如果没有明显的表现，较难在早期发现甲状腺癌。然而儿童也可能发生甲状腺癌，而且发现时往往已经有颈部淋巴结转移，或肺、骨等远处转移。那么该如何更早期地发现儿童的甲状腺癌呢？在这里教给大家三个字："肿""生""哑"。肿，小孩颈部有没有肿块；生，肿块是否在生长；哑，是否伴有声音嘶哑、吞咽不适等。儿童甲状腺肿块以恶性居多，所以从父母角度来说，还是需要多加注意。如果发现孩子有上述表现，就要高度警惕；且如果有家族史，那么更要及时就医检查，排除甲状腺癌。

2）诊断首选甲状腺 B 超

对于儿童甲状腺的检查，基于年幼，且就甲状腺本身来说，

B超应为首选的方法。下面就来看看各种检查方法在儿童甲状腺检查中的优劣。

（1）甲状腺B超检查　为临床首选检查手段，其优点在于无创、无辐射，且由于甲状腺为表浅、实质、无气体的器官，使用B超就可以很清晰地对其一窥究竟。而且如果是一个经验丰富的B超医生，从B超上对甲状腺良、恶性的判断准确率已经基本上可以达到80％。所以在临床上，B超是最受甲状腺专科医生欢迎的检查方法和筛查方法。对于幼儿来说，其无创无辐射的优点，又是非常受家长欢迎的。

（2）放射性核素检查　为无创伤性检查。甲状腺内的结节在核素扫描时可表现为"热""温""凉""冷"四种结节图像，甲状腺恶性肿瘤的结节可表现为"冷""凉"或"温"结节，以"冷结节"较为常见。但该检查对儿童来说，考虑到会有放射线的潜在影响，所以并不做常规推荐。

（3）CT、MRI检查　这两项检查也是无创检查，且往往作为甲状腺手术前的评估，可以较清晰地显示肿瘤形态，大小，与周围组织如血管、喉、气管、食管的位置关系，以及是否有颈部淋巴结的转移，并且对肿瘤的良、恶性有一定的提示作用，但不能确定肿瘤的性质。虽然都是无创检查，但由于CT有一定辐射性，因此对儿童来说，也不作为常规推荐。

（4）细针抽吸细胞学检查　其对肿瘤的诊断正确率为80％，但是它是一种有创性的检查手段，虽然并不会因为穿刺引起癌细胞的扩散，但是对儿童患者来说需在全麻的状态下完成，因此也不作为儿童的常规检查。

（5）PET/CT　亦是一种无创检查，其对肿瘤良、恶性判断的准确率超过95％，但由于为放射性检查，其在儿童甲状腺肿瘤患者中不轻易施行。

 ## 甲状腺"感冒"了

甲状腺也会"感冒"？对，没错！临床中有一类甲状腺疾病，早期症状与感冒相似，起病较急，之后迅速进展，这就是亚急性甲状腺炎，简称亚甲炎。常发生于中年女性，儿童患者少见。

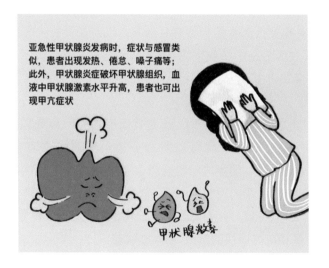

亚甲炎是一种甲状腺炎症，通俗地说，就是甲状腺"感冒"了，但并无传染性，所以大家不必惊慌。

亚甲炎常常是患者在镜中见脖子变粗了而被发现。事实上，典型亚甲炎有一些前驱症状，若能细心观察，可以及时发现，常见的症状有肌肉疼痛、疲倦、发热恶寒和咽痛。亚甲炎症状与感冒类似，起病较急，之后进展为甲状腺处出现硬块，脖子肿胀及疼痛，并向额下、耳后、颈部放射，吞咽或转头时疼痛加重，用手按压脖子会有明显疼痛感。

甲状腺"感冒"易误诊，其常有"先甲亢后甲减"的表现。由于亚甲炎会破坏甲状腺滤泡细胞，使得血液中的甲状腺激素水平升高，所以有些亚甲炎患者在疾病的早期，可能会出现手抖、多汗、心慌、情绪紧张、呼吸困难等甲亢的症状。然而随着亚甲炎病情进展，甲状腺腺泡内的甲状腺激素因为感染破坏而慢慢耗竭，血清中的甲状腺激素水平降低，随之出现甲减的一系列症状，比如无缘无故的疲累、怕冷、浮肿、耳鸣、听力减退、恶心呕吐，有些女性患者还会伴有月经异常以及经量稀少等症状表现。不过因为是甲状腺生病，所以亚甲炎的主要症状还是在颈部，常容易与感冒、咽喉炎混淆，在早期还是非常容易被误诊的。

到底是甲状腺"感冒"了，还是普通甲亢呢？其实鉴别并不难，去医院进行检查就可以明确分辨。辅助检查有典型表现——分离现象，即血清甲状腺激素水平增高而甲状腺摄碘功能下降，结合必要的甲状腺 ECT（放射性核素显像，可观察到甲状腺的大小、位置、形态和碘-131 碘化钠吸收后分布的情况）或B超影像和血沉增快的结果，基本能确诊。

其实，患上甲状腺"感冒"也不用太忧虑，因为它与普通感冒一样，可以自愈。对于症状本身较轻又能耐受的患者而言，可以不进行任何处理，静养观察即可。从临床来看，多数患者持续一个月左右，症状基本就会消失，机体就会恢复正常。对于症状较严重者，也可以进行对症治疗，以及针对甲状腺功能异常的治疗，如使用止痛药、糖皮质激素来缓解高热、疼痛等；如果有甲亢（如心跳快）的症状，那么可口服药物对症处理；如果是甲减症状严重的患者,则同样可使用适量的甲状腺激素替代治疗。经过一段时间的治疗后,亚甲炎引起的颈痛基本就会消失,颈部肿块也会逐渐消失,此时激素可逐渐减量,但仍需维持 1 个月左右,因停药太早,症状很容易复发。甲状腺"感冒"不久就会痊愈,所以患者得了亚甲炎完全不需要忧心,只要保证充足的休息,耐心静养,再配合相应治疗即可。

 ## 甲状腺疾病找上"特殊人群"

妊娠期间甲状腺出现问题,严重的会引起妊娠妇女流产、早产、死胎、胎盘早剥等,或胎儿生长发育不良以及新生儿甲亢等,甚至分娩时出现甲亢危象。因此,妊娠期甲状腺疾病诊治被列为围产期保健的重要项目之一。

准妈妈甲状腺"发威",宜分期慎重"轻治疗"

形象地说,甲亢就是甲状腺发威了。轻、中、重度甲亢均影响生育,还容易导致流产、早产和胎儿生长受限。因此,建议女性在甲亢未治愈前不要急于怀孕,甲亢治愈后可备孕。

孕妇患甲亢,药物治疗要分期开展。目前国内治疗药物主要有甲巯咪唑和丙硫氧嘧啶两种,由于丙硫氧嘧啶穿透胎盘的能力要低于甲巯咪唑,所以妊娠早期治疗甲亢优先选择丙硫氧嘧啶。

我们建议妊娠甲亢要"轻治疗",一是因为一般孕妇怀孕期可以耐受轻度甲亢,病情轻者,一般可以不用抗甲状腺药物治疗;二是用药剂量不宜过大,治疗妊娠期甲亢的目标是使用最小剂量的药物,在尽可能短的时间内达到和维持血清 FT₄ 在正常值的上限,丙硫氧嘧啶最大剂量不宜超过每天 200 毫克,同时要注重监测甲状腺功能,及时减少药物剂量;三是甲状腺功能控制不宜过严,甲亢孕妇的病情控制要适度,不必将患者心率、基础代谢率及甲状腺功能水平(T_3、T_4)等各项指标完全控制在正常范围。我们认为,妊娠期孕妇本身的基础代谢及甲状腺功能水平就比正常人略高,因此,将孕妇甲状腺激素水平控制在正常范围的上限或略高于正常就完全可以。如果控制得过于严格,反而容易引起孕妇及胎儿的甲状腺功能低下。

甲亢妈妈产后哺乳有讲究

很多甲亢妈妈担心抗甲状腺药物会影响哺乳,但是近年来的诸多临床研究表明,甲亢患者服用中等剂量的抗甲状腺药物对于哺乳是安全的,并不会对婴儿的甲状腺功能产生影响,尚未发现有引起并发症的病例,所以甲亢妈妈无需过于忧心哺乳的问题。但若实在不放心,为安全起见,建议患者在哺乳后立即服药,然后相隔四个小时之后再第二次哺乳,因为当哺乳时间与上次服药相隔 3～4 小时之后,母乳中的药物浓度就已经非常低了,几乎对婴儿无影响。对于服用较大剂量的抗甲状腺药物的甲亢妈妈,其宝宝有可能会出现暂时性的甲减,也不要过于担心,此时可以给予左甲状腺素钠片治疗。最重要的一点是,无论如何都不要忽视对婴儿甲状腺功能的监测。

老少幼孕的甲亢治疗方案

对于甲亢来说,不同人群的治疗方式也大相径庭。一般来说,儿童、青春期、老年、妊娠期妇女等特殊人群的治疗与正常成人有所区别。对儿童甲亢患者来说，一般不宜使用放射性碘治疗和手术治疗，常用硫脲类和咪唑类抗甲状腺药物治疗，治疗需要长期维持，而且治疗初期阶段的治疗剂量要维持很长一段时间。青春期甲亢患者的治疗方式与儿童类似，服药时间也较成人长，一般要服用至18岁以后。老年性甲亢患者常并发心脏病，所以在治疗老年性甲亢时，除了控制甲亢外，还要注意使用相关心血管药物。一般来说，应用抗甲状腺药物治疗是常规方法。年纪较轻的女性甲亢患者在经过正规的治疗（常是抗甲状腺药物治疗）后，如果病情得到控制，可以怀孕，对母亲和胎儿没有不良影响。但不少患者会复发，并且在妊娠早期复发，在这种情况下该怎么办呢？这种情况应用放射性碘治疗和手术都不适宜，会影响到胎儿，因此最主要的方法还是服用抗甲状腺药物，妊娠早期宜选用丙硫氧嘧啶。对于使用药物不能起到作用而必须接受手术的患者，建议在妊娠期4～6个月进行手术。一般认为，不主张在严重甲亢时怀孕，只要控制住甲亢，维持甲状腺功能正常或轻度甲亢时可以带药怀孕，但需要定期复查，根据检查结果随时调整用药剂量。

甲减对准妈妈的三大危害

临床研究发现，甲减对孕妇有三大危害。

（1）甲减准妈妈生下的小宝宝罹患某些疾病的危险会增加，其中大多数是智力和发育上的问题。目前认为，在怀孕前或怀孕早期诊断出甲减并及早治疗，可避免后代智力受损。但是由于甲减在很多时候仅有轻微临床症状，且这些症状易与妊娠反应混淆而不易诊断，因此导致治疗率偏低。

（2）甲减可能增加小宝宝的出生缺陷。研究发现，患甲状

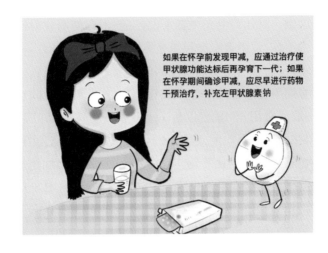

如果在怀孕前发现甲减，应通过治疗使甲状腺功能达标后再孕育下一代；如果在怀孕期间确诊甲减，应尽早进行药物干预治疗，补充左甲状腺素钠

腺疾病的妇女有可能生下心脏、肾或脑异常的后代。来自美国的研究显示，患有甲状腺疾病的母亲生出的孩子发生出生缺陷（大脑、肾脏、心脏缺陷以及唇裂、腮裂、多指等）的比例较普通人群更高。

（3）准妈妈自身的健康减分。甲减不仅会累及下一代，而且对准妈妈本身的健康影响也很大，可能造成流产、早产、胎盘早剥等不良生产事件。

备孕前一定要检测甲状腺功能

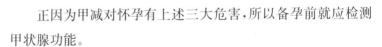

正因为甲减对怀孕有上述三大危害，所以备孕前就应检测甲状腺功能。

2012年，中华医学会内分泌学分会和中华医学会围产医学分会联合编撰了我国首部《妊娠期和产后甲状腺疾病诊治指南》，其将妊娠期特异性血清促甲状腺激素（TSH）水平作为甲状腺的重点关注指标之一。临床发现在育龄期女性中，仅TSH

检测结果就可以看出,随着年龄升高,TSH 升高的异常检出率也会升高。对于曾经有过不良妊娠史的女性,孕前 TSH 升高的异常检出率远高于无不良妊娠史的女性。2019 年,《妊娠期和产后甲状腺疾病诊治指南(第 2 版)》发布,指南更新了妊娠期临床或亚临床甲减的 TSH 控制目标。为了让妊娠期女性更容易记忆,就以 2.5 mIU/L 作为 TSH 的上限,若患有临床或亚临床甲减的女性有生育需求,那么备孕时就应将 TSH 控制在 2.5 mIU/L 以下。

准妈妈甲状腺"萎靡",及早补充左甲状腺素钠

甲减女性并非不能怀孕,通过左甲状腺素钠替代疗法使得甲状腺功能达标就可以孕育下一代。因此,如果孕前就已经发现甲减,那么就应该根据病情需求补充左甲状腺素钠,当甲状腺功能恢复正常,且维持一段时间后就可以妊娠;若在怀孕期间确诊甲减,那么就应该尽早开始药物干预,治疗最好在妊娠前 8 周就进行,以便尽早达标,这样就不至于因为甲减而影响到胎儿的智力发育。育龄期的甲减女性一旦怀孕应该及时与医生取得联系,合理调整药物剂量。分娩后左甲状腺素钠应该减至孕前剂量,并于产后约 6 周进行甲状腺功能检测。

2017 年,美国甲状腺学会在《妊娠期及产后甲状腺疾病的诊断和管理指南》中建议甲减女性从备孕开始就应该进行左甲状腺素钠口服治疗;对于自然受孕的女性,在亚临床甲减,即 TSH 升高但甲状腺激素在正常范围内且 TPOAB 为阴性的情况下,左甲状腺素钠的效果还未明确;如果是正在进行试管婴儿或有自身免疫性甲状腺疾病的亚甲减女性,那么推荐进行左甲

状腺素钠治疗。

中华医学会内分泌学分会于 2017 年发布的《成人甲状腺功能减退症诊治指南》建议，妊娠期亚临床甲减女性，TSH＞正常参考范围上限，无论 TPOAB 是阳性还是阴性，建议进行左甲状腺素钠治疗。甲减或亚甲减女性，在妊娠期检查 TSH 的频率应增加，于妊娠中期之前每四周检查一次。

左甲状腺素钠片的服用方法非常简单，每天早上空腹时口服即可。但是临床也发现，有部分患者在服用后会有心悸的反应，因此可改为晚上睡前服用。

婴幼儿甲减谨防呆小症

婴幼儿也可能会发生甲减。在妊娠初期，正规医院的产检都会查孕妇的甲状腺功能，如果孕妇患有妊娠期甲减，那么胎儿也有可能发生甲减。事实上，婴幼儿的甲减危害远超成年人，因为甲状腺激素不仅调控人体的代谢功能，还参与人体的生长发育，对骨骼和神经的发育都有非常重要的作用。如果在婴幼儿时期就发生了甲减，那么在生长发育上就会滞后于同龄的孩童，不论是在身高上，还是智力上，都有可能落后。所以说，婴幼儿甲减要谨防呆小症。

呆小症是指先天性甲状腺功能低下症，多数情况下是由于妊娠期孕妇体内缺乏甲状腺激素而引发胎儿的脑神经发育障碍，严重时就有可能发生呆小症。呆小症有隐匿性，患儿出生时的身高、体重和正常的婴儿没有太大差异，可能仅表现为反应迟钝、不爱哭闹、体温偏低等，很难被察觉。有些家长甚至认为这是难得一见的乖宝宝，体谅父母辛苦，才不哭不闹。多数患儿直至 3～6 个月出现发育迟缓等明显症状时才被明

左侧竖排文字：守护你的甲状腺——核医学有绝招

确诊断。

目前,为了避免呆小症患儿诊断不及时,治疗不及时,我国有新生儿呆小症筛查项目。一般在婴儿出生第五天左右进行抽血检查,便于呆小症的早期诊断,早期治疗,尽可能避免孩子生长发育迟滞现象的发生。

呆小症需要终身服药吗

其实如果能早期筛查出呆小症,即出生后的前 3 个月就发现,并开始药物治疗,呆小症患儿还是能够像其他儿童一样基本正常发育。如果没能抓住早期治疗的黄金时间,延误治疗时机,那么极有可能造成患儿终身的智力低下以及身材矮小。

那么呆小症如何治疗呢?其实并不复杂,与成人甲减一样,补充外源性甲状腺激素即可,关键在于将婴幼儿的甲状腺功能恢复到正常水平。

目前在临床中发现家长最担心的问题是用药对婴幼儿的影响。事实上,这种担忧没有必要,因为外源性甲状腺激素与人体甲状腺自身分泌的激素几乎是一样的,呆小症正是由于自身分泌的甲状腺激素不足而引发,所以补充外源性甲状腺激素是安全的。只是由于每个患儿的病情不同,因此在治疗的时候剂量是不一样的。针对这个情况,需要提醒家长的是,不要盲从其他患儿的剂量,还是应根据医嘱给患儿服药,定期复查甲状腺激素水平。如果患儿病情较重,那么也不排除需要终身服药的情况,如果盲目停药,反而可能影响孩子的正常生长发育,造成无法挽回的终生遗憾。

第 4 章

如影随形，核医学的绝招之一

1959 年，美国两位极富创造力的科学家罗萨琳·亚洛（Rosalyn Yalow）和所罗门·伯森（Solomon Berson）脑洞大开，创新性地将灵敏的放射性碘标记的胰岛素、待测胰岛素与胰岛素的相应抗血清进行竞争结合反应，首先建立了对胰岛素进行体外超微量分析的方法，并命名为放射免疫分析（RIA）。从而开创了生物活性物质微量测定分析技术的新时代，使机体超微量活性物质的分析取得了飞速的发展，在生物学和医学领域得到广泛应用。由于 RIA 具有灵敏度高、特异性强、重复性好、测量简便、成本低等优点，成为体外微量分析的一个重要突破，开创了微量分析的新时代，故罗萨琳·亚洛获得诺贝尔生理学或医学奖。这也是核医学检测技术的"前身"。

随着近年来甲状腺疾病患病率的逐步增长，临床上为了对疾病进行进一步的诊断和鉴别，甲状腺功能测定已成为常规的检查项目。我们俗称的"验血"在核医学专业上称为"体外分析技术"，顾名思义就是在实验室条件下，根据临床医生所开的验血项目，对患者的血液样本进行分析。虽然不同患者血液及所检测项目均有不同，但体外分析技术所采用的标记试剂将清晰显示"犯罪分子"的踪迹。下面教大家正确认识核医学"如影随形，来去有踪"的绝招。

"甲功"是哪一种"武功"

在临床上，常常会有患者拿着一张化验单来诊室咨询：医生，帮我看一下"甲功"是否正常。单子上一般都会有密密麻麻、上上下下的箭头，不知情的患者很可能非常茫然，内心可能会想：甲功？是一种武功吗？他们拿的是武功秘籍吗？其实不然，下面就为大家具体讲一下什么是真正的"甲功"。

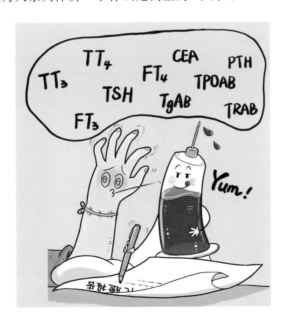

甲功，顾名思义就是甲状腺功能，其中包括之前我们讲到的四枚"生命之火"：FT_3、FT_4、TT_3、TT_4，以及"生命之火"的指挥

官：TSH。这五种指标是反映甲状腺功能状态的主要指标,也就是医生口中的"甲功"。那么患者在拿到"甲功"验血单后,该怎么进行一个简单的判断呢?

一般来说,FT_3 与 FT_4 的变化是一致的,甲亢患者的 FT_3 与 FT_4 升高,甲减患者的 FT_3 与 FT_4 降低,但是两者也可能不完全同步。例如,在甲亢初期,由于 FT_3 的活性程度较高,因此 FT_3 通常比 FT_4 更早出现增高;而甲减时则会出现 FT_4 先行降低。同时,TSH 受上述两种指标的负反馈调节,当 FT_3 与 FT_4 升高时,TSH 降低;当 FT_3 与 FT_4 降低时,TSH 升高,它们之间存在一种"跷跷板"式的关系。值得一提的是,这种关系也有例外,如垂体性甲亢患者,由于垂体腺瘤具有自主调控的功能,使得甲状腺激素的反馈机制失控,造成 FT_3 与 FT_4 升高,TSH 也升高;同理,对于垂体性甲减患者,FT_3 与 FT_4 降低,TSH 降低或正常。

什么时候该去医院学习"甲功"

随着工作生活压力增大、娱乐活动的丰富,罹患睡眠障碍的人日渐增多。然而与之形成鲜明对比的是,整天昏昏沉沉睡不醒的也大有人在。面对"春困、秋乏、夏打盹、睡不醒的冬三月"的尴尬,相信多数人的第一选择是求助于咖啡、浓茶或可乐等含咖啡因的饮料。殊不知,单靠外界化学物质的刺激,不仅无法从根本上解决问题,甚至还有可能使身体产生依赖性。令人疲惫不堪的除了神经衰弱、更年期综合征、内分泌失调之外,还有甲状腺疾病,并且其所占比重越来越高,所以"易疲劳者"不妨先查查甲状腺功能。

"甲功"异常可见甲状腺疾病端倪

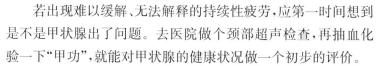

若出现难以缓解、无法解释的持续性疲劳,应第一时间想到是不是甲状腺出了问题。去医院做个颈部超声检查,再抽血化验一下"甲功",就能对甲状腺的健康状况做一个初步的评价。

引起甲状腺功能减退最为多见的疾病就是桥本甲状腺炎。在环境、精神、遗传等多种复杂因素的综合作用下,原本应该专事监督入侵人体的致病微生物和体内变异细胞的免疫系统,开始"监守自盗",转而攻击自身的甲状腺,导致甲状腺激素分泌的降低,从而引发疲劳等症状。

桥本甲状腺炎急性期患者,若甲状腺肿大、疼痛等症状较为明显,可考虑在医生指导下通过药物抑制过于旺盛的免疫功能。若甲状腺激素水平显著降低,则需根据病情采用甲状腺素替代疗法。

与甲状腺功能减退症相反的疾病就是甲亢。临床上,假如有患者出现怕热、多汗、心悸、手抖、易激、消瘦等高代谢症候群以及有脾气易怒、急躁等症状,那么门诊医生可能会建议你去查一下甲状腺功能,很有可能是甲亢"盯"上了你。

如今甲亢的发病率也较高,尤其是承受工作和家庭双重压力的中年女性,特别容易成为甲亢的"猎物"。某些甲亢患者也会出现与上述症状格格不入的倦怠表现。由于新陈代谢较快,甲亢患者更容易感觉乏力,主要表现为全身性的无力。很多患者常常会觉得小腿无力而行动困难,双腿如同灌铅,双手无法举起重物,严重的甚至会影响自理能力。另外,甲亢的高代谢容易导致人体血液里钾的降低,低血钾容易引起神经和肌肉的应激性减退,出现四肢的虚弱乏力和精神倦怠,这种情况可以多吃含

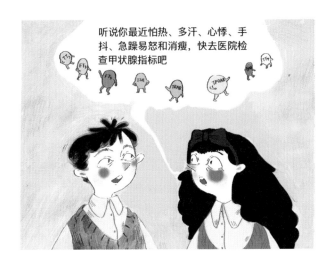

丰富钾元素的香蕉、菠菜。还有一种情况，甲亢患者经过药物或碘-131治疗后，也有可能发生功能减退，此时要在专科医生的指导下规范服用左甲状腺素钠片。综上所述，甲亢也会导致疲劳，它并不像人们一贯认为的那样只会引起兴奋。

甲状腺抗体检测让甲状腺疾病暴露无遗

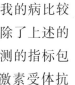

　　"医生，为什么别人没有验甲状腺抗体，是不是我的病比较重一点？"其实并不是，诊断甲状腺疾病的验血单上除了上述的甲功以外，另一大类的指标就是甲状腺抗体啦！常测的指标包括 TGAB（甲状腺球蛋白抗体）、TRAB（促甲状腺激素受体抗体）以及 TPOAB（甲状腺过氧化物酶抗体）。甲状腺疾病种类不同，所验的项目也不同，下面让我们具体了解一下吧！

　　对于甲亢患者，抗体检测可用于明确甲亢的病因。TRAB 是 Graves 病的致病抗体，该抗体升高可诊断 Graves 病；TPOAB、TGAB 属于破坏性抗体，会破坏甲状腺滤泡，使甲状腺激素释放增加;这三种抗体并存但以 TRAB 为主,可诊断为 Graves 病。

对于桥本甲状腺炎患者,TPOAB 的值可能飙升得特别高,这时候也不需要过分恐慌,桥本甲状腺炎是一种良性疾病,抗体的升高仅具有诊断意义,其升高的数值并不能线性反映病情是否进展,与严重程度也无直接关联。

总结一下,在出现下列这些情况时需要去医院检测 TRAB 水平:①甲亢的鉴别诊断;②甲亢突眼病的诊断与评估;③甲亢孕妇的随访(包括新生儿);④甲亢患者的治疗随访。

在出现以下情况时需要去医院检测 TPOAB 水平:①不明病因的 TSH 升高;②不明病因的甲状腺肿;③病因未明的甲亢的鉴别诊断;④疑为多腺体自身免疫性疾病;⑤自身免疫性甲状腺疾病的家族性评价;⑥在作用于甲状腺的药物(如锂盐、胺碘酮)或作用于免疫系统的药物(如干扰素)的治疗过程中,诱发甲状腺疾病的危险评估;⑦产后甲状腺炎(孕期或产后)危险评估。

在拿到验血报告后,假如提示抗体水平升高了该怎么办呢?一般有以下几种治疗方法:①临床甲减可使用左甲状腺素钠片治疗,亚临床甲减伴有 TPOAB 阳性需视情况使用左甲状腺素钠片;②对于血硒水平较低者可给予硒制剂治疗;③甲状腺功能正常而 TPOAB 阳性者需长期随访甲状腺功能。

学习"甲功"时都要注意什么呢

临床医生开完验血单后,经常会被问到下面的问题:"医生,我早上吃过早餐了,今天还可以去验血吗?"其实答案不是肯定的。进食可引起血液中葡萄糖、磷酸盐和胆红素的增加,并且谷丙转氨酶(ALT)和血钾明显增高。因此,假如单纯检测甲功和甲状腺抗体,并不严格要求空腹。但是如果在甲亢患者规范性服用抗甲状腺药物的情况下,验血项目里会包含肝、肾功能,那么就需要患者空腹去验血。

学习"甲功"前的准备事项

学习"甲功"之前(即抽血前)要做一些准备事项:①抽血前一天不要熬夜,不要喝刺激性的饮料(酒、咖啡等),不要吃紫菜、海带等高碘食物,以免影响检查结果。②应在安静状态下抽血,避免情绪紧张。③处于治疗期间的甲状腺疾病(如甲亢、甲减等)患者,抽血当天可正常服药,以客观反映药物的治疗效果,便于医生调整药量。④如果同时服用了某些会影响甲功的药物,如糖皮质激素、性激素、胺碘酮、多巴胺、溴隐亭、苯妥英钠、锂制剂等,要提前告诉医生。

多久复习一次"甲功"

既然已经学习了"甲功",那么为了运用熟练,还要经常复习。那么多久需要来医院复查甲状腺功能呢?针对不同疾病,复查时间不一样。

1)甲亢

若选择口服抗甲状腺药物治疗,不论是甲巯咪唑,还是丙硫氧嘧啶,在服药期间都建议每4周复查一次,同时还要监测药物可能带来的不良反应,检查血常规及肝功能指标。若使用碘-131治疗甲亢,需要在治疗后的3个月内每月复查一次。

2）甲减

患者在服用甲状腺激素期间或调整药量后，每月复查一次；药物剂量稳定后，每3～6个月复查一次。如果是甲减孕妇，在孕20周前每月检查一次甲功，前期每2～4周检测一次甲功，血清TSH稳定后可以每4～6周检测一次，产后6周复查一次。甲功正常、甲状腺抗体阳性的孕妇，应每4周检测TSH一次至妊娠中期末。

3）桥本甲状腺炎

患者如果伴有甲减，则参照甲减患者的复查频率检查。如果不伴有甲减且甲状腺抗体阳性者，则建议半年至一年复查一次甲功及抗体（甲状腺抗体TPOAB和TGAB下降速度较慢，不用经常检查这两项）。

4）亚急性甲状腺炎

作为一种自限性疾病，通常不需要过度治疗，只需每1～2周复查一次血沉，每4周复查一次甲功即可。如果休息无法改善颈部肿痛症状，则可考虑服用激素，并根据医生的要求完善其他检查。

5）甲状腺术后

对于做了甲状腺肿瘤手术后，因出现了甲减而需要补充甲状腺激素的患者，甲状腺全切术后需每6个月复查一次甲状腺球蛋白（TG）和抗甲状腺球蛋白抗体（TGAB）。术后如果服用甲状腺激素进行TSH抑制治疗，初期需要每4周复查一次甲功，观察变化，调整用药量；若TSH达标，则不需要再频繁调整用药量了，可1年内每2～3个月复查一次甲功，2年内每3～6个月复查一次甲功，5年内每6～12个月复查一次甲功。

小心实验室里的"同向跷跷板"

　　之前我们已经给大家介绍了人体的"生命之火"甲状腺激素及其"指挥官"促甲状腺激素,正常情况下,人体内甲状腺激素(FT_3、FT_4)水平与 TSH 水平呈"跷跷板"式关系,表现为:前者高则后者低,前者低则后者高。但是有些患者拿到验血报告时,可能会惊奇地发现这两项指标后出现了同为增高或降低的箭头,这又是为什么呢? 是医院里的实验室出问题了吗? 下面让我们为大家揭秘吧!

同向升高跷跷板

　　如果出现两组向上的箭头,那么有可能为中枢性甲状腺功能亢进症。中枢性甲亢是由于垂体分泌过多的促甲状腺激素(TSH),导致甲状腺肿大和甲状腺激素增多,并出现甲状腺功能亢进的临床表现。

　　中枢性甲亢患者试验室检查中几乎均有 FT_3、FT_4 升高,TSH 正常或升高。配合 TRH(促甲状腺激素释放激素)兴奋试验,正常情况下 TSH 受 TRH 刺激后应升高,但是大多数中枢性甲亢患者的 TRH 兴奋试验表现为 TSH 对 TRH 刺激无反应,部分患者伴有血清生长激素和(或)泌乳素水平升高。CT或 MRI 扫描可显示垂体肿瘤占位征象。

　　垂体 TSH 腺瘤是来源于垂体促甲状腺细胞的肿瘤,属于甲状腺功能亢进所致甲状腺毒症的一种。手术切除垂体病灶是该病的首选治疗方法,辅以放疗和生长抑素类药物有助于提高治愈率。该病鉴别诊断包括 Graves 病、下丘脑疾病引起 TRH

守护你的甲状腺——核医学有绝招

异常分泌所致甲亢和垂体性甲状腺素抵抗。值得一提的是,若将 TSH 腺瘤误诊为 Graves 病而给予抗甲状腺药物、碘- 131 治疗或甲状腺次全切除术,则可能会促使肿瘤细胞生长、加重肿瘤占位效应,引起严重后果。

中枢性甲亢的临床表现包括:①甲状腺功能亢进所致的高代谢症状,如消瘦、多食、易饥、怕热、多汗、心悸等,但通常症状不如 Graves 病严重,且不易出现免疫因素导致的胫前水肿、突眼等。②合并其他激素分泌引起的症状,如合并生长激素分泌者可有肢端肥大症、巨人症;合并泌乳素分泌者,男性可有性功能减退,女性可有泌乳、闭经等。③垂体占位效应引起的症状,如头痛、视力减退、视野缺损等。

同向降低跷跷板

如果出现两组向下的箭头,那么多见于中枢性甲状腺功能减退症(CeH),简称中枢性甲减,是由先天性或后天性下丘脑和垂体病变引起的促甲状腺激素释放激素(TRH)或者促甲状腺激素(TSH)产生和分泌减少所致的甲减。垂体外照射、垂体大腺瘤、颅咽管瘤及产后大出血是其较常见的原因。中枢性甲减患者在临床上亦可出现原发性甲减的临床表现,如头痛、视力减退、向心性肥胖等。同时,垂体前叶功能低下的表现突出,如性欲减退、闭经、皮肤苍白、头晕和低血压等;下丘脑-垂体后叶受损的表现突出,如多饮多尿。而原发性甲减患者更容易出现怕冷、乏力、浮肿、懒言、甲状腺肿大等症状。在实验室检查中,原发性甲减患者的游离甲状腺素(FT$_4$)低于正常值时,血清中的 TSH 值一般大于 10 mIU/L。若此时患者的 TSH 值较低,则应考虑患者为中枢性甲减的可能性。

目前对于中枢性甲减在普通人群中的筛查未能达成共识。《成人甲状腺功能减退症诊治指南》建议在下述高危人群中积极筛查：有自身免疫病者，如Ⅰ型糖尿病；有恶性贫血者；一级亲属有自身免疫性甲状腺病者；有颈部及甲状腺的放射史包括甲亢的放射性碘治疗及头颈部恶性肿瘤的外放射治疗者；既往有甲状腺手术或功能异常史者；甲状腺检查异常者；患有精神性疾病者；服用胺碘酮、锂制剂、酪氨酸激酶抑制剂等者；高催乳素血症者；有心包积液者；血脂异常者。

　　当患者考虑自身疑似中枢性甲减时，应及时到医院就诊。一般来说，由于患者的血清 TSH 水平可能会处于正常范围内，所以不能仅以 TSH 值为依据做出诊断，需要综合甲状腺激素尤其是游离甲状腺素（FT_4）进行考虑。当患者的血清 TSH 值与游离甲状腺素（FT_4）值出现同向降低时，可考虑诊断为中枢性甲减。值得注意的是，约 20% 的中枢性甲减患者基础血清 TSH 的浓度也可表现为正常或轻度升高，容易导致误诊。所以此类患者（主要是下丘脑原因所致的）需要做 TRH 刺激试验鉴别。对于典型的下丘脑性甲减，TRH 刺激后的 TSH 分泌曲线呈现高峰延缓出现（注射后的 60～90 分钟），并持续高分泌状态至 120 分钟；垂体性甲减 TRH 刺激后的 TSH 反应迟钝，呈现低平曲线（增高小于 2 倍或者增加≤4.0 mIU/L）。同时，患者还可行头颅 MRI 检查，检查下丘脑和垂体是否有病变，例如垂体大腺瘤、颅咽管瘤等疾病。

　　对于确诊为中枢性甲减患者的治疗，我们不能把 TSH 作为监测指标，而应把血清总甲状腺素（TT_4）、游离甲状腺素（FT_4）达到正常范围作为我们治疗的标准。一般来说，左甲状腺素钠是本病的主要替代治疗药物。左甲状腺素钠是一种外源补充性的甲状腺素,其片剂的半衰期为 7 天左右,因此血清中的 T_4 浓度恢复至正常水平需要 6 周时间。通常在门诊时,我们一般建议患者在治疗初期每 4～6 周监测一下血清 FT_4 的水平。据 FT_4 水平调整左甲状腺素钠的剂量,直至达到治疗目标。治疗达标后,需要每 6～12 个月复查 1 次上述指标。

第 **5** 章

鉴病照妖镜，核医学的绝招之二

在甲状腺疾病的诊治中有不少"似是而非"的情况，很多时候相似的症状表现其实并非相同的病因，也并非来源于同一种疾病。这个时候核医学又登上舞台，拿出自己的照妖镜，让各路"妖孽"现出原形。

鉴别甲亢与亚甲炎，摄碘率一探显究竟

到底是"甲状腺功能亢进症"还是"亚急性甲状腺炎"？这两者在实验室血清学上可表现得完全相同，导致难以鉴别。因此，对于考虑有亚甲炎可能的患者，医生会让患者去做一项检查，需要连续两天早晨空腹去核医学科，不用抽血。这个检查就是下面要介绍的摄碘率检查。

摄碘率检查好帮手——甲状腺功能仪

让我们先来了解一下甲状腺功能仪测定甲状腺摄碘率的原理。患者空腹口服微量碘- 131 后，碘- 131 经胃肠吸收随血液进入甲状腺，迅速被甲状腺滤泡上皮细胞摄取，摄取的量和速度与

甲状腺功能密切相关。根据不同时间点甲状腺部位吸收的碘-131放射出的射线的量，就可以计算不同时间点甲状腺部位的摄碘率，从而反映甲状腺摄取碘-131及合成、分泌甲状腺激素的能力。

那么，甲状腺功能仪是如何工作的呢？甲状腺功能仪由准直器、闪烁探测器、放大器、单道脉冲高度分析器、定标器和电子计算机组成。准直器一般采用张角型，开口部附近的准直器轴线是灵敏度最高的区域，因此适合甲状腺功能测定。当患者颈部贴近准直器时，张角刚好把甲状腺完全覆盖。利用甲状腺摄取、浓聚碘的功能及放射性碘能放出γ射线的特性，在患者口服碘-131后，分别在不同的时间点利用甲状腺功能仪测量甲状腺摄碘率，就可以反映无机碘进入甲状腺的数量和速度，从而判断甲状腺功能的状态。

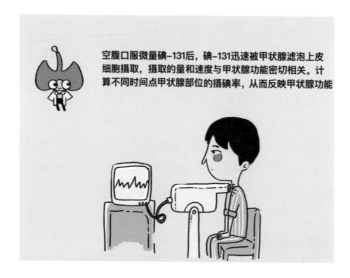

空腹口服微量碘-131后，碘-131迅速被甲状腺滤泡上皮细胞摄取，摄取的量和速度与甲状腺功能密切相关。计算不同时间点甲状腺部位的摄碘率，从而反映甲状腺功能

由于甲状腺功能仪测定甲状腺摄碘率的方法简便，诊断准确率高，因此在很长一段时间内，它是检测甲状腺摄碘率应用最

广泛的仪器。

"分离现象"有助诊断亚甲炎

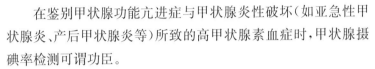

在鉴别甲状腺功能亢进症与甲状腺炎性破坏(如亚急性甲状腺炎、产后甲状腺炎等)所致的高甲状腺素血症时,甲状腺摄碘率检测可谓功臣。

亚急性甲状腺炎患者的病情可分为四期,即甲状腺毒症期、功能恢复期、功能减退期和滤泡修复期。其中,处于甲状腺毒症期的亚急性甲状腺炎容易与甲状腺功能亢进症混淆,发生误诊误治。这是因为甲状腺毒症期患者的甲状腺滤泡上皮细胞被破坏,使得滤泡内的甲状腺激素进入血液,血清甲状腺激素水平升高,并且抑制垂体分泌促甲状腺素。甲状腺毒症期的亚急性甲状腺炎患者也会表现出与甲亢非常相似的症状,如心慌、手抖、消瘦等。同时,亚急性甲状腺炎与甲亢患者都可以出现不同程度的血清 FT_3、FT_4 水平升高,血清 TRAB 水平升高及血清 TSH 水平下降。也就是说,单纯靠甲状腺功能测定与抗体 TRAB 测定并不能完全确诊亚甲炎或者甲亢,对于疑似亚甲炎的患者还是需要用一些更加可靠的方法去检测。

目前临床采用摄碘率检测来鉴别甲亢和亚甲炎。摄碘率是反映甲状腺功能的指标之一,通常患者 24 小时内的摄碘率会随着时间延长而升高,并在 24 小时的时候达到最高点。

甲亢患者的甲状腺滤泡的摄碘功能与甲状腺毒症期亚甲炎患者的摄碘功能是不同的。甲亢患者因为甲状腺滤泡上皮细胞增大、功能增强,所以会出现摄碘率明显升高的现象。而甲状腺毒症期的亚甲炎患者由于甲状腺滤泡上皮细胞受损,以致其甲状腺滤泡上皮细胞的摄碘功能下降,进而导致其摄碘率下降。

所以当甲状腺激素的水平与摄碘率呈协同升高时，可以诊断患者为甲亢；而当甲状腺激素的水平升高、摄碘率降低，呈"分离现象"时，可将其病情诊断为亚急性甲状腺炎。

肾上腺皮质激素是治疗严重的亚急性甲状腺炎的有效药物，但治疗多长时间、多大剂量、何时减药、何时停药，在临床上意见不太统一。有人害怕不良反应，症状消失就停药，造成病情反复，迁延不愈；有的根据甲状腺超声影像结果决定是否停药，但是超声图像上显示完全恢复需要的时间比较长；有的在摄碘率正常后开始减药；有的一律服药 2～3 个月后停药，缺少监控，并且由于长时间服药，血糖增高、体重增加、痤疮、骨质疏松等并发症出现。以甲状腺摄碘率或显像结果正常作为停药指标，比其他指标的灵敏度和特异度高，评价治疗效果较好，初始治疗剂量小，用药时间合理，一般用药 6～8 周可停药。应依据每个人的甲状腺摄碘率或甲状腺显像恢复正常的时间来具体调节用药，减少复发率及甲减发生率，为甲状腺保驾护航。

"热结节""冷结节"，甲状腺平面显像告诉你

在核医学科医生的眼中，甲状腺结节有四种"颜色"，这是怎么回事？原来当甲状腺结节患者做了甲状腺平面显像之后，核医学科的医生会对结节进行良、恶性判别，这个判别的依据就是甲状腺结节的"颜色"。那么有哪几种颜色呢？下面让我们一起来看一看。

如今 B 超在辅助诊断甲状腺结节"善恶"上的准确性已经大大提升了，但是这仍然属于间接诊断，在下诊断报告时医生的经验仍然非常重要，占较大的比例。那么现在是否还有方法可

以让恶性的甲状腺结节"自动现形"呢？有，甲状腺的核医学显像。

利用甲状腺可以富集碘的特性，我们将含有放射性碘的药剂注入人体，放射性碘会随着血液循环进入甲状腺集中起来。在这期间碘会不断释放出 γ 射线，用 γ 照相机对甲状腺进行成像，就可以看到一幅色彩斑斓、层次丰富的图像。若甲状腺结节非常热衷于吸收含碘物质，那么图像中会出现黄色、红色，我们称之为"热结节""温结节"；但如果结节对含碘的物质不感兴趣，那么图像中显现出的颜色为蓝色、紫色，我们称之为"冷结节""凉结节"。虽然"热、温、冷、凉"只是一种借代，并非真为结节的温度，但其实质反映的就是结节对于含碘物质的吸收程度。一般情况下，良性结节吸收碘较多，恶性结节吸收碘较少。也就是说，根据颜色可以基本上判断出结节是"善"还是"恶"。

穿刺细胞学检查是辨明甲状腺结节"善恶忠奸"最后的撒手锏。那么穿刺后如确诊为恶性结节，怎么办呢？需要积极治疗，但也不必谈癌色变。因为甲状腺癌根据病变细胞类型，其预后也大不同。最常见的乳头状癌术后预后较好，术后患者的生活质量和寿命都不会受到太大的影响，无须过于紧张。若穿刺确诊为良性结节，患者就不必积压过多的心理压力，生活在恐惧之中，只需要听医嘱定期随访即可。如果实在放心不下，那么良性结节也可以通过手术治疗，解除后顾之忧。目前甲状腺结节手术的技术非常成熟和先进，一般不会造成不良的后果。

当然有一些意外情况，也需要留意。比如，穿刺出来的细胞未检出癌细胞，但在这种情况下也不能完全排除恶性的可能，因为有可能在穿刺的过程中恰巧未穿刺到恶变的细胞。因此，提醒大家，即使是穿刺后诊断为良性结节的患者，也仍需每半年或一年做一次 B 超检查,看结节有没有在短期内增大或发生其他改变。

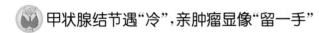

甲状腺结节遇"冷",亲肿瘤显像"留一手"

市场遇冷,经济遇冷,甲状腺结节也会遇冷。似乎遇冷在多种场景中都带有不太好的意思,那么甲状腺结节遇冷也是如此吗? 当甲状腺结节遇冷之后,我们该怎么办呢?

判断"冷结节"良、恶性有绝招

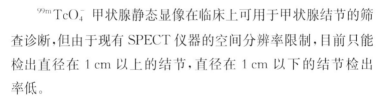

$^{99m}TcO_4^-$ 甲状腺静态显像在临床上可用于甲状腺结节的筛查诊断,但由于现有 SPECT 仪器的空间分辨率限制,目前只能检出直径在 1 cm 以上的结节,直径在 1 cm 以下的结节检出率低。

对于 $^{99m}TcO_4^-$ 甲状腺静态显像能够检出的甲状腺结节,可以根据其功能状态分为"热""温""凉""冷"四种,其中"冷结节"的恶性程度最高。然而当显像提示为"冷结节""凉结节"时,患者非常希望能得到确切的答案,外科医生也希望在手术前给予一个良、恶性的初步判断。令人高兴的是,核医学的医生们手上有绝招——^{99m}Tc - MIBI 亲肿瘤显像,它在进一步判断甲状腺"冷结节"的良、恶性上有较杰出的表现。

^{99m}Tc - MIBI 原是用于心肌血流灌注显像的显像剂,后来发现它喜欢"亲近"多种肿瘤,具有亲肿瘤的特性,对甲状腺肿瘤也甚为"喜欢"。国内外研究证明人类癌细胞能特异性地摄取 ^{99m}Tc - MIBI,与良性细胞摄取有显著性差异。另外,肿瘤具

有较高的增殖代谢水平,生长快和局部血供丰富也能促进^{99m}Tc - MIBI吸收增多,故常用作肿瘤的阳性显像。

甲状腺癌^{99m}Tc - MIBI亲肿瘤显像检查主要是通过对患者静脉注射^{99m}Tc - MIBI显影剂后采集甲状腺结节部位图像。若"冷结节""凉结节"部位有异常放射性浓集,则诊断为显像阳性,考虑甲状腺结节为恶性;若无异常放射性浓集,则诊断为显像阴性,考虑甲状腺结节为良性。

甲状腺癌^{99m}Tc - MIBI亲肿瘤显像检查有非常不错的优点,从检查方法本身来说,应用较方便、快速,图像呈现出的质量非常高,患者受到的照射剂量也极小。在临床应用中,可谓是一个性价比不错的检查手段。

揪出"冷结节"假阳性有妙招

甲状腺癌^{99m}Tc - MIBI亲肿瘤显像有时也存在假阳性和假阴性的情况,对此,国内外学者也做过不少相关研究,更深入地挖掘了如何提高它的精准性。

1)延迟显像能提高诊断的准确性

在做甲状腺^{99m}Tc - MIBI显像时,一般会有两次显像。对患者静脉注射^{99m}Tc - MIBI显影剂后,于20分钟后采集早期显像的图像,120分钟后采集延迟显像的图像。两项比较后发现,早期显像的假阳性比例很高,而延迟显像的阳性率与病理结果更匹配,准确率更高。因此,延迟显像可以更好地发现"冷结节"的假阳性,提高^{99m}Tc - MIBI亲肿瘤显像在判断甲状腺结节良、恶性上的准确率。

2)假阳性中"结节性甲状腺肿"占比高

临床发现,甲状腺^{99m}Tc - MIBI显像假阳性的患者中,有部分为"结节性甲状腺肿",这虽然是一种良性病变,但其与甲状腺癌存在关联性。这种类型的"结节性甲状腺肿"与甲状腺癌之间可能存在着过渡性病变,甲状腺癌尤其是乳头状癌可在其基础上经非典型增生逐渐演变而来,因此有部分学者认为它可能是甲状腺癌的癌前疾病。也正因如此,当结节性甲状腺肿的^{99m}Tc - MIBI 亲肿瘤显像呈阳性时,可能提示结节具有活跃的生长方式,此时不能简单认为就是假阳性,而更要引起重视,有时甚至需要用更加积极的处理方式。

3) 假阴性或与肿瘤较小、位置偏后等有关

现在考虑出现假阴性可能与扫描仪器对直径较小肿瘤的分辨能力差及与较小肿瘤血流供应和位置偏后有关系。但基于假阴性数据较少,对于细针穿刺细胞学无法确定诊断的^{99m}Tc - MIBI 亲肿瘤显像阴性的甲状腺结节患者,目前还是建议先随访观察,避免过度治疗。

 ## 当甲状腺和你玩起了捉迷藏

小时候,我们都玩过一种游戏——捉迷藏。可没想到,甲状腺小时候也喜欢玩捉迷藏。让我们一起来看看会玩捉迷藏的异位甲状腺。

甲状腺喜欢躲在哪里

异位甲状腺是指存在于正常解剖部位之外的甲状腺组织,属于甲状腺胚胎发育异常,包括迷走甲状腺和额外甲状腺。迷走甲状腺指本应生长在正常生理位置的甲状腺不见了,而在其他一至两处部位出现甲状腺组织。额外甲状腺指正常的生理部位存在甲状腺,而其他部位亦出现甲状腺组织。人群中异位甲状腺发病率为 0.000 3%～0.001%,占甲状腺疾病的 0.012 5%～0.025%,并且 65.0%～80.0% 发生在女性。在异位甲状腺中,舌根异位甲状腺占 90.0%,其中 70.0%～90.0% 为唯一的甲状腺组织;其他可发生于颈中线或近中线舌盲孔至胸骨切迹的任何位置,包括淋巴结内,也可见于腋窝、腭扁桃体、虹膜、垂体、心脏、升主动脉、胸腺、食管、十二指肠、胆囊、胃壁、胰腺、肠系膜、肝门、肾上腺、肾脏、骶骨、脊髓、卵巢等部位。

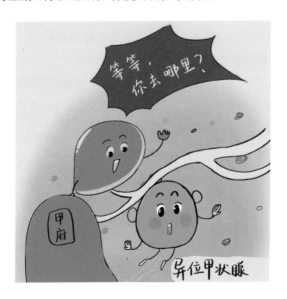

玩捉迷藏的甲状腺会留下什么迹象

异位甲状腺临床表现缺乏特异性,与发生部位、病变性质及有无功能改变等有关。青春期后,特别是女性在月经期、妊娠期及分娩期,肿块会迅速增大且症状加重,表现为下咽困难、发声障碍、咽痛、出血等。异位甲状腺若同时合并甲状腺功能异常，除偶有甲亢报道之外，多数为甲减，儿童患者可能出现明显的生长发育滞后现象。甲状腺的任何疾病，包括炎症、增生、肿瘤等均可发生于异位甲状腺，当其发生上述病变时可引起相应的临床症状。

甲状腺为什么和我们玩捉迷藏

异位甲状腺是一种先天性胚胎发育异常引起的疾病，为甲状腺始基沿甲状舌管下降过程中发生的发育性疾病。甲状腺在胚胎第 4 周时，自前肠底部开始发育，通过绕道下降至颈前正中，出生时已定位在第 2 至第 4 气管前。当甲状腺在胚胎期出现发育障碍，甲状腺未能顺利下降至上述位置，而在其他部位"安居"即成为异位甲状腺。

异位甲状腺怎么"找"

超声、CT、磁共振成像（MRI）和核医学等检查在异位甲状腺的诊断中具有很多共同特征，如正常解剖部位甲状腺组织缺失，同时其他区域出现与甲状腺相同的结节状回声、密度、信号及碘-131 或 ^{99m}Tc 浓聚。在超声检查中，若发现颈部中线区域甲状腺样异常回声结构，固有甲状腺区无甲状腺组织，结合患者无手术病史，即可做出异位甲状腺的诊断。与 CT、MRI 和核医学比较，超声在判断胸骨后异位甲状腺、气道内甲状腺方面存在不足。CT 三维重建可以从多个角度显示异位甲状腺及其与周围结构的关系，而 MRI 无需特殊后处理即可获得横断位、矢状位和冠状位图像，并可通过多参数成像，对异位甲状腺及其合并病变进行判断。甲状腺的核医学显像是既能进行形态显像，又能反映甲状腺摄取碘-131 或 ^{99m}Tc 能力的功能显像。

异位甲状腺的藏身之地

日常工作中,固有甲状腺与分离的甲状腺之间存在五种位置关系:①分离的甲状腺仅位于舌骨下方;②分离的甲状腺仅位于舌骨上方;③分离的甲状腺同时位于舌骨上方和下方;④分离的甲状腺位于固有甲状腺的下方或纵隔;⑤分离的甲状腺位于固有甲状腺的侧方。

对于第一种情况,是否将其诊断为额外甲状腺是临床及影像科医生经常面临的难题。因为该种情况临床发生率高,也是五种情况中最常见者,如果将其诊断为额外甲状腺,无疑额外甲状腺的发生率会明显提高,其临床意义就会减弱。另外,因其走行区域完全位于正常甲状腺的锥状叶,仅是下极与固有甲状腺不连,临床也无特殊意义,因此更支持锥状叶变异不连的诊断。

 ## PET/CT 如何看甲状腺的病变

从字面意思理解,PET/CT 就是 PET 加上 CT,事实确实如此。这项在 21 世纪诞生的分子影像学检查新技术巧妙地将 PET 与 CT 安装在一台仪器上,相互配合、补充。

PET/CT"一个顶俩"显优势

进行一次 PET/CT 检查可获得 PET 代谢显像、CT 解剖图像以及两者的融合图像。一台机器将 PET 与 CT 的优点有机地融合在一起,发挥彼此的优势。与 CT 检查比较,PET/CT 不仅具有 CT 显像的高分辨率的解剖图像,更能提供 PET 显像带

守护你的甲状腺——核医学有绝招

来的代谢显像,犹如红外线摄像头,让黑夜再也不能阻挡我们的眼睛。与传统的 PET 比较,PET/CT 对病灶的定位更为精确,探测灵敏度大为提高,检查时间由原来的 80～90 分钟缩短到 30 分钟之内,受检者将更为舒适,同时避免了某些单纯 PET 阴性肿瘤的漏检。

PET/CT 于甲状腺癌中的应用价值

甲状腺癌是内分泌系统最常见的恶性肿瘤,女性较男性发病率高。甲状腺癌的病理类型分为乳头状癌、滤泡状癌、髓样癌和未分化癌四种。前两种属于分化程度较好的类型,又称为分化型甲状腺癌。PET/CT 可以协助甲状腺癌的诊断,但它并不是常规检查,那么在何种情况下需要行 PET/CT 呢?

根据美国甲状腺学会的指南,使用 PET/CT 的指征主要包括以下几种:①进展性甲状腺癌高危患者的术前分期;②分化型甲状腺癌患者随访中出现甲状腺球蛋白(TG)升高,而常规碘-131 扫描为阴性者的转移灶的探查;③高危分化型甲状腺癌患者病灶范围的确定及其疗效预测;④甲状腺嗜酸细胞肿瘤的评价和协助制定治疗决策;⑤评价低分化或未分化的甲状腺癌;⑥转移性分化型甲状腺癌患者的随访和疗效评价;⑦甲状腺髓样癌患者术前分期和术后出现降钙素升高时转移灶的探查。

在临床中证实,PET/CT 确实在甲状腺肿瘤的应用上有优势,主要可用于:①病理检查确诊原发灶后,检查有无转移的病灶。比如,检查早期患者是否存在颈部潜在的转移灶;在中晚期甲状腺癌患者中,检查是否已有胸骨后的转移灶,以及是否存在其他远处转移。②对于甲状腺癌治疗后的评估与监测也有一定价值,比如监测甲状腺髓样癌术后降钙素水平升高的患者是否存在复发灶。③鉴别一部分甲状腺结节的良、恶性。

1）在检查甲状腺癌颈淋巴结转移中的应用价值

通过临床检查、CT和彩超等方法可以判断甲状腺癌是否存在颈淋巴结转移，不过在一定程度上需要依赖医师非常丰富的经验。部分进行甲状腺癌手术的患者，在初次治疗时由于术前不能确诊，因此只能尽可能地进行甲状腺腺叶切除或者肿物的挖除，然而这会对其局部周围组织结构造成损伤，引起黏膜增厚、软组织肿胀、纤维化或瘢痕组织形成等。由于CT和彩超在鉴别局部纤维化、瘢痕组织和肿瘤复发上有一定局限性，因此在探明是否存在颈淋巴结转移方面存在局限性。而PET/CT显像较前两者，在上述方面更具优势，其灵敏度、特异度均更高，可以更早、更好地发现微小的转移灶。

2）在甲状腺髓样癌术后随访中的应用价值

甲状腺髓样癌起源于分泌降钙素的甲状腺滤泡旁细胞，因此对于此类手术后的患者，需定期检测血清降钙素来监测病情。以往认为如果术后血清降钙素水平升高，那么意味着肿瘤复发或者转移。但从临床来看，在术后随访中，有部分患者的血清降钙素水平升高，但是在常规影像学检查中没有发现复发灶或者转移灶，只能继续密切随访降钙素，而无法采取更积极的治疗方法。但等到确实发现病灶后再行相应的治疗措施，势必会贻误一部分患者的治疗时机。临床应用PET/CT检查有助于解决此问题。虽然甲状腺髓样癌较少发生颈淋巴结的转移，但临床发现血行转移较多，主要为肺转移和骨转移。PET/CT在中晚期的甲状腺髓样癌患者监测中，能更早地发现是否发生了全身转移，对尽早发现转移灶具有重要价值。

3）在甲状腺结节良、恶性鉴别中的应用价值

PET/CT 进行全身显像时需要用到的显像剂为^{18}F‐FDG。PET/CT 意外发现甲状腺摄取^{18}F‐FDG 后，代谢增高的概率为 1%～3%，通常表现为甲状腺局部^{18}F‐FDG 代谢增高灶和甲状腺弥漫性^{18}F‐FDG 代谢增高灶；临床发现，后者与自身免疫性甲状腺炎有关，尤其是桥本甲状腺炎，而前者提示甲状腺腺瘤和甲状腺癌。所以说，PET/CT 在一定程度上也可以鉴别甲状腺结节的良、恶性。

PET/CT 不是万金油

听了关于 PET/CT 的一些介绍，很多人都认为它就是一面照妖镜，能让所有的恶性肿瘤显露无遗。相较于一些常规的影像学检查，如 B 超、CT、MRI 等，它确实有一定的优势，可以一次性完成对全身病灶的排查，并且其有三个"更高"的特点：灵敏度更高、准确率更高、早期发现率更高，以致多数人都以为只要 PET/CT 检查没问题，那就没问题。然而，任何一种检查方式都有其缺点，PET/CT 并不是对所有肿瘤都拥有"火眼金睛"。

从肿瘤生长位置来说，PET/CT 擅长发现长在"暗区"的肿瘤，不擅于发现"亮区"的肿瘤。肺部、头颈部、胆囊、肌肉、骨骼等区域，犹如一片黑暗的区域，PET 似明灯，一旦点亮，就很显眼；而胃肠道、肝脏、膀胱等区域，则如阳光房，就算亮灯，也很难辨别是否开着。

从肿瘤本身性质来说，PET/CT 也并不能查出所有肿瘤。虽然大部分的肿瘤葡萄糖代谢都会增高，但还是会有少部分肿瘤葡萄糖代谢低，这就会导致显像假阴性，常见的有肝细胞肝癌、肾透明细胞癌、消化道印戒细胞癌和一些低度恶性的肿瘤等。由于分辨率有限，小于0.5厘米的肿瘤很难探测出来。有些感染性病变，比如结核、真菌等，其炎症区域内激活的炎性细胞摄取^{18}F-FDG增高，有时候也会被误认为肿瘤，造成假阳性。如果检查前短期内接受过升白治疗、血糖过高、未充分禁食、冬季未充分保暖导致棕色脂肪动员等也会引起假阳性或假阴性情况。另外，它对神经系统的病变检出也存在一定局限性，这是因为正常脑组织的葡萄糖代谢本身就很高，对^{18}F-FDG摄取也高。

总之，对肿瘤的诊断是一个非常复杂的过程，需要综合考虑，常常不是通过一个检查就可以完全诊断明确的，所以我们也不能仅通过PET/CT便将所有问题一概而论。每一种检查都有其可取之处，对于食管、胃、肠等空腔脏器来说，消化道内镜检查就是诊断消化道疾病的"金标准"；对于神经系统和软组织来说，磁共振更有其优势；对于甲状腺结节的血流、包膜侵犯和微小钙化，B超就可以探明。所以有时候即便做了PET/CT检查，医生还会要求患者再做超声、CT、MRI等检查。目前，在确诊肿瘤性质上，仍然以病理结果为准，任何一项影像学检查都属于辅助诊断的方法，无法明确肿瘤的性质。因此，我们还是需要理性地看待PET/CT，对肿瘤仍然需要有综合的判断，这才是对诊断肿瘤最认真负责的态度与方式。

🌷 MIBI-SPECT双时相显像，让甲旁亢"水落石出"

作为甲状腺的"街坊四邻"，甲状旁腺也会发生功能亢进，简称甲旁亢，可谓"家家都有一本难念的经"。但无论是哪本经，我

守护你的甲状腺——核医学有绝招

们都有对应的一套方法去解决难题,核医学显像中的甲状旁腺显像就可以查出甲状旁腺功能是否亢进。

甲状旁腺的自然生长史

甲状旁腺发育开始于胚胎第 5 周,咽囊的背侧壁细胞增生,形成细胞团,并于胚胎第 6~7 周随胸腺及甲状腺下移,分别形成下甲状旁腺和上甲状旁腺原基。原基细胞迅速增殖形成实心的结节状结构,细胞排列成索,其间有大而不规则的血窦和少量结缔组织。至妊娠中期,甲状旁腺细胞分化为各型细胞。需要注意的是,甲状旁腺胚胎发育在随胸腺及甲状腺下移的过程中,由于分裂增多或者发育不全,容易出现各种变异。甲状旁腺的功能主要是分泌甲状旁腺素(parathyroid hormone,PTH),以维持体内钙的平衡。

甲状旁腺病变会"声东击西"

甲状旁腺病变可分为两大类:实性病变与囊性病变。甲状旁腺实性病变包括甲状旁腺增生(parathyroid hyperplasia)、腺瘤(parathyroid adenoma)及腺癌(parathyroid carcinoma)三种类型。其中,腺瘤最常见,增生次之,腺癌罕见。虽然三者的病理组织学形态和分子遗传学特征有区别,但均可自主性分泌过多的甲状旁腺素,从而引起以高钙血症、肾结石和骨骼病变为主要临床表现的甲状旁腺功能亢进症。

男女均可发病,以女性为多见,男女患者之比为 1:2~1:1.5。各个年龄段均可发病,女性发病率有随年龄增大而上升的趋势,发病高峰在 50~55 岁,青春期前患者极为少见,儿童罕见。本病临床表现分无症状型及症状型两类。前者可仅有骨质疏松等非特异性表现,常在健康检查时因血钙升高或颈部超声发现甲状旁腺肿物而就诊,近年来此型日益增多。后者血钙及血 PTH 常显著升高,临床表现多种多样,可伴有多发性泌尿系结石、骨质疏松表现,也可出现消化性溃疡、腹痛、神经精神症状等,确诊前常易误诊为其他科疾病而辗转多个科室。

甲状旁腺增生常累及 4 个腺体,质地柔软,无包膜,临床无法触及。而腺瘤及腺癌常以单发为主,且多见于下甲状旁腺,2个以上甲状旁腺受累者少见。腺瘤瘤体一般在 4.0 cm 以下,临床不易触及;腺癌瘤体相对较大,约 50% 的患者可触及颈部肿物。

如何让甲状旁腺病变"水落石出"

甲状旁腺增生、腺瘤及腺癌在影像学定位及定性诊断中具有很多重叠区域,很难通过影像学检查完全鉴别,尤其是较小的甲状旁腺腺瘤与增生、较大的腺瘤与腺癌的鉴别。在超声、CT、MRI 和核医学等影像学检查中,各种检查都有各自优势,如超声可以发现正常位置较小的甲状旁腺病变,尤其是增生;CT 和MRI 可以发现异位的甲状旁腺,并对是否存在甲状旁腺功能亢进症引起的棕色瘤进行评估;核医学则可通过^{99m}Tc - MIBI 是否浓聚来判断瘤体的位置,尤其是对较大的瘤体及异位的瘤体。各种检查方式联合,可以准确地对甲状旁腺功能亢进症患者的瘤体位置进行判断,甚至进一步定性诊断。

核医学甲状旁腺显像普遍使用的检查方法为^{99m}Tc - MIBI双时相法。功能亢进或增生的甲状旁腺组织细胞内线粒体非常丰富,因此^{99m}Tc - MIBI 也用于甲状旁腺显像。^{99m}Tc - MIBI 可以被功能亢进的甲状旁腺组织摄取,同时也被甲状腺组织摄取,

守护你的甲状腺——核医学有绝招

但其从甲状腺中清除的速率要快于甲状旁腺,进行$^{99m}Tc-MIBI$双时相延迟显像(2h)时,功能亢进的甲状旁腺组织能在已经消退的甲状腺背景中凸显出来。因此,典型的功能亢进甲状旁腺组织在甲状旁腺显像上应表现为位于甲状旁腺区的放射性摄取增高灶,早期即可显影,延迟期相对于甲状腺背景更明显。$^{99m}Tc-MIBI$在正常组织与甲状旁腺功能亢进组织中的代谢速率不同(多数情况下在正常组织中清除较快,在功能亢进组织中清除较慢)。因此,$^{99m}Tc-MIBI$双时相延迟显像时,正常甲状腺组织影像消退,功能亢进的甲状旁腺显影清晰,我们给这种现象起了一个有趣的名字——"水落石出"。结合 SPECT 断层,能够更灵敏地发现甲状旁腺腺瘤和癌,据报道,最小可监测0.5 cm 的甲状旁腺腺瘤。在甲状旁腺腺瘤、增生及腺癌三种病理类型中,甲状旁腺显像对腺瘤型的诊断价值最大,灵敏度和特异度可超过超声和 CT,对于增生型诊断的灵敏度较低。

功能正常的甲状旁腺不显影,双时相法显像仅见甲状腺显影,颈部无异常浓聚灶;甲状旁腺腺癌、腺瘤、增生等原因引起甲状旁腺功能亢进时可见病变处显像剂分布异常浓聚。

在临床上,绝大部分原发性甲状旁腺功能亢进症是由甲状旁腺腺瘤引起的,少数由甲状旁腺增生和甲状旁腺癌引起。继发性和三发性甲状旁腺功能亢进症较少见,可以单发或多发,其影像学表现与原发性甲状旁腺增生或腺瘤相似,但均具有明确的慢性临床病史,如慢性肾衰竭、软骨症。甲状旁腺显像诊断的阳性率取决于瘤体本身,大于 1.5 g 者阳性率可达 100%,并可诊断异位甲状旁腺腺瘤,特别是位于纵隔的甲状旁腺腺瘤。但对于较小的腺瘤及增生的阳性率较低,容易漏诊,此时需要结合血 PTH、血钙和影像学检查。甲状旁腺腺瘤多为单发,继发性甲状旁腺功能亢进症通常是四个腺体均增大而显影。

约有1‰的原发性甲状旁腺功能亢进症可由甲状旁腺癌引起。与甲状旁腺腺瘤、甲状旁腺增生一样，甲状旁腺癌也会引起显像剂的浓聚，因此从核素显像上不能进行鉴别，此时需要结合瘤体的大小、瘤体是否存在侵犯等征象进行综合分析。

甲状旁腺抱恙，身体会有小·提示

甲状旁腺功能亢进症多数通过检查血钙发现。同时患者的主观感觉主要有骨骼疼痛，而疼痛的发病部位主要位于腰背部、髋部、肋骨与四肢，局部有压痛。另外，甲旁亢引起钙盐代谢异常就会影响人体的代谢器官——泌尿系统；相关症状有多尿、夜尿、口渴以及反复发作的肾绞痛与血尿，引起的相关疾病有肾结石与肾实质钙化、尿路结石、肾钙质沉着症等，可进一步诱发尿路感染甚至损伤肾功能。因此，发现血钙升高或骨痛相关症状时，应引起重视，及时就诊。

手术是甲旁亢的"出路"

手术是治疗甲状旁腺功能亢进症的有效方法，术前对病变的准确定位不仅可缩短术中寻找病灶的时间，而且也可避免因术中漏诊而进行再次手术。

第 6 章

除恶务尽，核医学的绝招之三

除了以上绝招，核医学还有一大绝招——利用核素对抗甲亢、甲状腺癌等甲状腺相关疾病。

 ## 甲亢治疗的那些事儿

现在的社会，快节奏的生活、无处不在的压力、环境中的各种辐射、或明或暗的高碘摄入……在诸多不利因素的围攻下，一些人的甲状腺受到"刺激"后强烈"反弹"，超常规分泌大量甲状腺素，于是就引起了甲亢。甲状腺激素作为一种内分泌激素，极小的量就能产生可观的生物学效应，引发的后果可谓是灾难性的——轻则手抖、突眼、脾气暴躁；严重时可引发心脏等重要脏器的病变甚至致命。目前，甲亢的常规治疗方法有三种：内科的抗甲状腺药物治疗、核医学的碘-131治疗和外科手术治疗。其各有利弊，应根据患者自身情况选择。

甲亢三大治疗方法优劣谈

曾经有一对年轻夫妻来就诊，丈夫一个月前体重突然下降

10 kg，出现心慌症状，就医后发现甲状腺功能异常，FT$_3$、FT$_4$升高，TSH 降低，诊断为甲亢。后来经当地医生开出处方，每天服用治疗甲亢的"赛治"（甲巯咪唑）一片，后每周验甲状腺功能，指标有所下降，但仍超正常指标，血象检查还现谷丙转氨酶升高，发生了肝损，后加用保肝药物。患者特意找来，一方面对甲亢本身较担心，目前仍有心慌、手抖症状；另一方面对肝损也很害怕，顾虑今后是否会发生肝癌。问诊中得知其有甲亢家族史，母亲也是一位甲亢患者。

由于治疗甲亢的常规药物确实会引起部分患者发生肝损，因此需要在服药期间每隔一个月查一下肝功能。在发生药物性肝损的情况下，一般考虑用碘-131 治疗。但是由于这位患者在用药前并没有查过肝功能，尚不能完全确定是否因为药物引起肝损，再加上其妻子正值孕期，如使用核素治疗可能有一定的辐射担忧，所以在当下建议他还是继续服用抗甲亢的药物，同时服用保肝药，含碘食物近期不要吃，1 个月后复查甲状腺功能和肝功能，如果检查指标仍不理想，再考虑行碘-131 治疗。

患者本人年轻气盛，提出是否可以手术治疗，不想长期吃药，认为手术治疗可以根治甲亢。对此，我们并不建议他立即手术，建议还是先回去遵医嘱服药，待复查各项指标后再做相应调整。

事实上，甲状腺是一个有功能的器官，它能够分泌人体不可缺少的"生命之火"——甲状腺激素。切除甲状腺或者部分切除甲状腺都会破坏它的功能。而且甲亢目前可以通过其他治疗方法缓解，没有必要非挨一刀不可。若执意为了治好甲亢而切除甲状腺，完全是一种"丢帅保车"的做法，得不偿失，并且毕竟是外科手术，有一定的风险。手术治疗一般适用于甲亢合并甲状腺肿瘤、毒性甲状腺腺瘤、甲状腺肿大异常明显产生严重局部压迫以及药物和核素治疗均无效的情况。另外，手术治疗甲亢，有一定概率导致甲减发生，同样需要长期服用治疗甲减的药物，从这方面来说，与患者不想长期用药的目的也相悖。

因此，综合考虑，建议患者还是以药物治疗为主，若药物疗效不佳或不良反应过大，再行碘-131治疗。

目前最常用的是内科的抗甲状腺药物治疗，但是有相当一部分患者使用药物治疗后会发生一些不良反应。目前抗甲状腺药物无论是咪唑类（比如赛治）还是硫脲类（比如丙硫氧嘧啶），都有可能引起白细胞减少或粒细胞缺乏、肝功能损伤、血管炎和致畸等不良反应或事件。有些患者的甲亢症状看似控制住了，但是过段时间又复发，长期反复用药的毒性反应和不良反应对人体血细胞和肝功能的损伤积重难返。此外，人体内分泌机制极其复杂，其中很多细节医学界至今尚未明了，因此药物治疗通常所需时间较长，一般需要一两年甚至更久。由于以上种种弊端的存在，患者把关注的目光转移到外科手术上。从理论上来说，甲亢手术治疗很简单，只要切除部分甲状腺腺体就可以了，但事实上手术存在一定的风险。甲状腺虽然位置表浅，但周围存在很多重要的血管和神经，特别是喉返神经。如果术中不慎损伤了该神经，患者将会出现声音嘶哑的后遗症。更可怕的是，部分患者的甲状旁腺潜藏于甲状腺中，手术时如果切除了甲状旁腺，患者血钙浓度会明显下降，引发手足抽搐，甚至会有生命危险。

三种方法中，碘-131治疗堪称甲亢治疗的"法宝"。目前，国外一些国家已将此列入治疗甲亢的首选方法。例如美国，70%的内科医师和甲亢患者首选碘-131治疗甲亢。核医学疗法融合了服药与手术的优势,同时又避免了不良反应,给甲亢患者带来了福音。甲状腺有一个特点——对碘元素特别友好,人体通过消化道摄入的碘,绝大多数都富集到甲状腺中,这就给核医学治疗提供了便利。患者口服含有碘-131的药剂后,具有衰变特性的碘-131就通过血液循环汇集到甲状腺中。碘-131在衰变的过程中释放出β射线,可破坏机能亢进的甲状腺组织,就像动了一场不流血的手术,悄无声息地"荡平"甲亢。

对于无法耐受药物和手术的患者,在无特殊情况下,建议选择核医学疗法。

为何担心甲亢法宝同位素碘

对于碘-131治疗,很多甲亢患者心存顾虑,颇担心辐射问题,从而不愿意选择核素治疗,其实大可不必"谈核色变"。

1)担心之一:甲亢变成甲减

很多患者担心甲亢被治成甲减,因而不愿意接受碘-131治疗,这个时候对患者做好知识普及十分重要。碘-131治疗甲亢后引起的甲减有两种:一种是一过性甲减,症状较轻,经6～9个月可自行消失;另一种是永久性甲减。

甲减不可怕,只要补充适量的甲状腺素,就可以维持正常的甲状腺功能,患者可以和正常人一样健康生活,不会影响正常的生活及生育。

有学者认为甲减是甲亢的自然病史,各种方法治疗之后均可出现,并非碘-131治疗所特有。在碘治疗中要定期监测血清甲状腺功能指标,及时发现甲减并进行替代治疗,这也是关键。

2）担心之二：碘-131 治疗有其他不良反应

国内外大量临床实践已证明,碘-131 治疗青少年及儿童甲亢是安全有效的。现有资料也说明,碘-131 治疗甲亢无致癌作用。但由于儿童及青少年患者的随访期长,目前关于碘-131 治疗后的长期(60～70 年)随访研究资料仍很有限。甲亢患者经碘-131 治疗后,很少观察到有染色体变异,如有变异仅是一过性的,多能恢复正常。因甲亢导致不孕或不育、性功能障碍的患者,碘-131 治疗后随着甲亢的控制,其生育能力和性功能将得到明显恢复。目前还未出现碘-131 治疗甲亢造成胎儿畸形率升高的报道。研究显示,经碘-131 治疗半年后再怀孕是安全的。

3）担心之三：碘-131 治疗的辐射

辐射,这个看不见、摸不着,又与我们生活息息相关的东西,常常引起很多人的恐慌。其实,治疗剂量的放射性碘对人体健

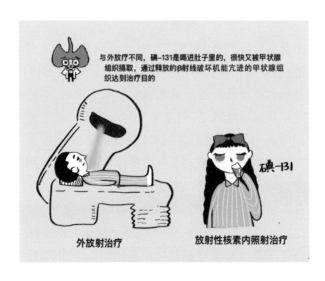

与外放疗不同,碘-131是喝进肚子里的,很快又被甲状腺组织摄取,通过释放的β射线破坏机能亢进的甲状腺组织达到治疗目的

外放射治疗　　　　放射性核素内照射治疗

康的影响微乎其微。很多患者对核医学治疗的安全性心存疑虑,认为在治疗过程中人体会被"吃光"。事实上β射线的射程很短,一般不会对甲状腺外的组织造成影响。

另外,对于治疗剂量的碘-131,骨髓的辐射吸收剂量极少,不会引起白细胞的变化。若患者白细胞不低于 $3.0 \times 10^9/L$,可直接采用碘-131治疗;若患者白细胞低于 $3.0 \times 10^9/L$,建议先采用适当的"升白"措施,再考虑碘-131治疗。

碘-131在人体中的有效半衰期只有 $3.5 \sim 4.5$ 天,患者一个疗程受到的辐射剂量不会对健康造成损害。

碘-131治疗甲亢是否"想做就做"

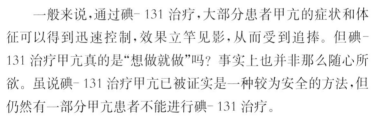

一般来说,通过碘-131治疗,大部分患者甲亢的症状和体征可以得到迅速控制,效果立竿见影,从而受到追捧。但碘-131治疗甲亢真的是"想做就做"吗?事实上也并非那么随心所欲。虽说碘-131治疗甲亢已被证实是一种较为安全的方法,但仍然有一部分甲亢患者不能进行碘-131治疗。

对于有禁忌证的患者,不适合用碘-131治疗。主要有以下几类人群:①妊娠及哺乳期的甲亢患者。母体摄入碘-131后,可以通过胎盘或者乳汁进入胎儿或者婴儿的甲状腺,造成胎儿或婴儿的甲状腺功能减退,引发呆小症。②甲亢近期伴有心肌梗死者。用碘-131治疗后,甲状腺激素的释放可加重心脏负担,故不能用碘-131治疗。③甲状腺危象期,以往曾用大量碘而不能摄碘-131者。④甲亢突眼严重,且在进展期。

另有部分患者有相对禁忌证,碘-131治疗须在一定条件下才适用。相对禁忌证有两种:①巨大甲状腺引起明显压迫症状者。因为进行碘-131治疗后往往不易消除压迫症状,反而可能引起放射性甲状腺炎,进而使压迫症状更为严重;另外,甲状腺过大还可能隐藏有不易察觉的甲状腺癌,故更倾向于选择手术治疗。②甲亢症状严重者。因甲亢症状严重可诱发甲状腺危象和心力衰竭,然而碘-131治疗起效速度或许不及发病速度,所以可以先使用抗甲状腺药物控制症状,然后再进行碘-131治疗。

有禁忌证的患者固然不能选择碘-131治疗,而有相对禁忌证的患者,也要三思而后行,一定需要在专业医师严谨评估后再决定。

碘-131治疗后需要注意啥

确定了可以应用碘-131治疗,对患者来说是件喜事儿,因为几个月之后,大多数患者会获得好的疗效。但是这几个月也是患者最要小心的时期,稍有不当,很可能使恢复陷入尴尬的境地,甚至带来一些不良反应。那么,有哪些治疗的后续问题值得注意呢?

首先,来了解一下甲状腺癌的碘-131治疗可能会引起哪些不良反应。碘-131作为治疗甲状腺疾病的靶向药物,应用于临床治疗已经有70多年的历史,现有证据显示虽然碘-131是一种放射性药物,但总体上是安全的。不过当患者服用碘-131的剂量(单次或累积)越大,可能出现的不良反应也越大。

患者在接受碘-131治疗后,起初可能会出现肿胀、疼痛等颈部不适感,这是因为残余甲状腺组织受到了碘-131的破坏而引起了局部水肿,一般几天后便可缓解。建议此时患者应该尽量避免挤压、触摸甲状腺部位,尽量卧床休息,避免进行剧烈运动。有部分患者会出现恶心、呕吐的症状,这在儿童和青少年患者中比较明显,一般于服药后数小时内发生,但持续时间不会超过 24 小时。有少数患者可能会出现口干、味觉变化、白细胞一过性降低和放射性唾液腺炎，此时可以做一些对症处理，比如服用维生素 B_4、维生素 C、泼尼松、利可君等药物。还有少数患者会出现心律失常、恶心、腹泻、白细胞减少、厌食等不良反应，如果严重，应立即到医院就诊。

其次，服用碘-131 后，还是要注意自己和家人的放射卫生防护。治疗一段时间内（2～4 周），最好与家人隔离，避免近距离接触，相距 2 米以上，尤其当家中有婴儿、孕妇时，更不可与他们亲密接触，有条件的可以自己住单间。自己的洗护用品也要单独清洗和存放，不要与家人的放在一起。上厕所后，不论大小便，都应用大量清水冲洗便具，防止污染便具以外的地方和物品。

最后，需要记住一件更重要的事——随访。经碘-131 治疗，且在病情稳定后，每 2～3 个月就应随访一次，之后可根据病情，遵医嘱延长随访间隔时间。

追本溯源治甲亢

传统的甲亢治疗方式主要针对毒性弥漫性甲状腺肿，即 Graves 甲亢。但实际上甲亢类型多样，不可一概而论，需追本溯源，从源头解决问题，达到真正的治愈。

1）中枢性甲亢（垂体性甲亢）

垂体性甲亢是垂体内出现了问题，对甲状腺的指挥失控，导致甲状腺激素分泌过多，常见原因为垂体肿瘤。因此，针对此类情况，要先对症治疗，然后根据情况采用垂体手术治疗或放射治疗。

2）甲状腺炎引起的甲亢

如果是亚急性甲状腺炎引起的甲亢，不需要抗甲状腺药物及手术治疗，在治疗甲状腺炎的同时，采取对症治疗。如果是慢性淋巴细胞性甲状腺炎，可对症处理，不宜进行手术或碘-131治疗。

3）服用含碘药物引起的甲亢

一般患者病情较轻，很少有突眼，但心血管症状和神经症状出现较早。此类甲亢就要以预防为主，首先要停用含碘高的药物和食物，并应用普萘洛尔（治疗多种心律失常的药物）等药物，不宜用碘-131治疗。

碘-131治疗后，抗体水平为何反而升高了

有些甲亢患者发现，在进行了碘-131治疗后，出现了抗体水平升高的现象，这到底是怎么回事？是不是治疗无效呢？

碘-131治疗甲亢，是将放射性碘潜入甲状腺组织，并在其细胞中滞留后，再通过射线的辐射作用破坏部分甲状腺组织，从而使甲状腺功能下降，以此来达到治疗目的。然而在这种破坏性的治疗过程中，会出现一些不良反应。由于碘-131的作用，部分甲状腺细胞在射线生物效应的作用下，细胞的完整性受到破坏，细胞内容物如甲状腺球蛋白、甲状腺过氧化物酶等释放到血液中；部分坏死的细胞裂解，其含有膜受体的细胞碎片也会进入血液中。对于机体来说，虽然这些都是甲状腺组织的细胞碎片和细胞内容物，在正常情况下，它们的含量都是极其微量的，或者是没有的，但也有例外的情况，一旦含量升高，就会被机体的免疫系统视为外来入侵者，当作外源性生物成分或者是异种蛋白，也就是免疫刺激物——抗原。这个时候，自身免疫系统就

会针对这些自身抗原,产生大量的甲状腺自身抗体。所以当进行了碘-131治疗后,相应的抗体水平升高,也算是机体正常的免疫反应,患者不用过分担心。我们也可以认为碘-131治疗后甲状腺自身抗体水平的升高是治疗有效的标志,因为从其产生机制证实了有甲状腺组织的破坏,表明治疗已有了初步效果。

当然,也并不是所有经过碘-131治疗的甲亢患者都会出现自身抗体水平升高的表现,其临床发生率因不同的统计方法导致跨越较大,一般为30%~80%。有部分患者并没有出现甲状腺自身抗体水平升高的现象,目前认为主要原因还是自身免疫反应的个体差异。

那么,对于经碘-131治疗后出现的自身抗体水平升高的情况,是否需要相应治疗呢? 总体来看,碘-131治疗后甲状腺自身抗体水平升高出现的时间一般都在早期,之后就会逐渐下降,通常在治疗后1年就会恢复到正常水平,所以即便出现了甲状腺自身抗体升高,也无须过多特殊处理。患者只需要定期随访,复查甲功即可。不过若甲状腺自身抗体呈持续性升高,那么也提示今后发生甲状腺功能减退的概率非常高,所以在碘-131治疗前一定要检测甲状腺自身抗体水平,如TSH受体抗体(TRAB)、人甲状腺过氧化物酶抗体(TPOAB)、人甲状腺微粒体抗体(TMAB)、甲状腺球蛋白抗体(TGAB)等。如果检测结果为阳性,进行碘-131治疗时宜综合考虑用药剂量。

如何对付甲状腺癌

甲状腺癌是"小蝴蝶"作妖后最可怕的变身,为了对付它,"医学大咖"们绞尽脑汁使出浑身解数,摩拳擦掌,打造"利刃",

志在将其"斩尽杀绝"。就让我们一起看看这些厉害的制胜招数如何将甲状腺癌斩草除根。

甲状腺结节与肿瘤的关系

　　甲状腺结节与甲状腺肿瘤是一样的吗？很多患者都会有这样的疑问，部分患者错把甲状腺结节当成了肿瘤，给自己的心理造成了很大的压力。甲状腺结节相当于是用一条系带把甲状腺内的肿块与咽喉部位捆在了一起，肿块可随着吞咽动作一起上下移动，是临床常见病。临床上多种甲状腺疾病都可以表现为结节，如甲状腺退行性病变、炎症、自身免疫病以及新生物等。甲状腺结节既可以单发，也可以多发，单发性结节的甲状腺癌发生率虽然较高，但发病率却比多发性结节低。常见的良性甲状腺结节主要有甲状腺腺瘤、结节性甲状腺肿；而恶性的甲状腺结节主要是指甲状腺癌，但其发生率仅占甲状腺结节的 $1\%\sim5\%$。从甲状腺的质地来看，实性的结节、短时间发展较快的结节、发生气管压迫而引起呼吸困难的结节、压迫喉返神经导致声音嘶哑的结节，很有可能是恶性肿瘤。如果检查时发现甲状腺结节"外表丑陋"——形态不规则，摸起来"硬邦邦"的，吞咽时不活动，或病变部位同侧有"硬邦邦"的淋巴结时，更有可能是恶性肿瘤。

1）"明明白白"甲状腺癌

　　甲状腺癌"家族"主要有四个分支，即乳头状癌、滤泡状癌、未分化癌和髓样癌。除了髓样癌外，绝大部分甲状腺癌来源于同一个"祖宗"——滤泡上皮细胞，但不同类型甲状腺癌的"脾气"有着大相径庭的表现。例如，"脾气相对温和"的乳头状癌和滤泡状癌，生长缓慢，从发病到去世可达数年甚至数十年之久，大部分患者经过正规手术治疗后生存时间超过 10 年，并且占甲状腺癌的绝大部分；其中乳头状癌最常见，恶性程度低，最常发生于青年女性身上。"脾气最差"的是未分化癌，老年人比较容易罹患，可以很早地发生全身转移，患者"结局"往往极差，生存时间大多低于半年，死亡率极高。

2）甲状腺癌的"生长史"

甲状腺癌在"出生"的时候，往往"伪装"成甲状腺结节，与良性甲状腺腺瘤相似，让人很难分辨。不过经过细致的检查，还是可以发现甲状腺癌的"破绽"——硬实，所以所有患有甲状腺结节的患者必须及早找医生检查、诊断。随着甲状腺癌进一步生长，其"破绽"越来越多，如肿块生长迅速，质地像"石头"，没有疼痛，肿块的表面凹凸不平，用手推动肿块时，肿块不活动。假如甲状腺癌还在生长，就会出现一些压迫周围组织的情况，如压迫气管导致呼吸困难，压迫食管导致吞咽困难。如果甲状腺癌侵犯了主管"发音"的神经——喉返神经，还会导致声音嘶哑。到了最后如果甲状腺癌侵犯颈静脉，还会出现颈静脉扩张和面部水肿。

当然，如果没有得到及时正确的治疗，与其他恶性肿瘤一样，甲状腺癌可以转移到淋巴甚至更远的地方，如肺或骨骼等，这个时候，治疗就比较困难了。

所以，尽管甲状腺癌相比于其他癌症治愈率高一些，但对待甲状腺癌，大家仍要小心谨慎，奉行"三早"政策——早发现、早诊断、早治疗。

3）"利刃出鞘"斩除甲状腺癌

甲状腺癌相比于其他癌症，治愈率要高很多，大多数患者经过正规治疗都会痊愈。

对付甲状腺癌的"利刃"有很多：

（1）手术切除　这是治疗甲状腺癌最主要的办法。手术治疗的范围、效果与肿瘤的分类密切相关。一般来说，乳头状癌和滤泡状癌的手术治疗效果最好，其次是髓样癌，未分化癌则应"双管齐下"——以手术、放疗为主进行综合治疗（说明：未分化癌在早期局限性的时候可以手术）。

（2）内分泌治疗　适合于分化型乳头状癌和滤泡状癌。手术治疗后服用左甲状腺素钠片，可以减少残余的甲状腺组织受促甲状腺激素（TSH）的刺激。为了防止复发，一般情况下，左甲状腺素钠片应终身服用。

（3）放射性治疗　使用碘-131治疗甲状腺癌的效果与癌细胞摄入碘-131的量有关。该方法适合于分化型乳头状癌和滤泡状癌，而未分化癌失去了甲状腺细胞的构造和功能，摄取碘-131量极少，疗效不佳。至于髓样癌，应用碘-131治疗效果也欠佳。如果已有远处转移，则需切除全部的甲状腺组织，甲状腺癌的远处转移灶才能摄取碘-131，达到治疗目的。

（4）化学治疗　该法目前尚存有争议。多数学者认为化疗对于治疗甲状腺癌的效果不确定，且带来许多不良反应，应视具体情况而定。

（5）生物靶向治疗　治疗研究表明，具有靶向作用的药物对不能手术或对碘-131治疗抵抗的甲状腺癌患者有一定作用，目前正在深入研究中。

碘-131治疗，让甲状腺癌组织"自行了断"

很多甲状腺癌患者都很疑惑：为何在手术后医生还安排自己做碘-131治疗？自己已经是癌症患者了，本应该远离"辐射",为何还要"舍身饲虎"呢？这其实是因为甲状腺癌手术只能切除肉眼看得见的病灶,即便是甲状腺全切术,将整个甲状腺都切除了,但在这之前可能已经有肿瘤细胞偷偷溜出来了,很多甲状腺癌患者在术后会复发,就是与这些潜逃的癌细胞有关。因此,为了防止术后复发,就需要依靠放射性同位素将逃跑的癌细胞通通"歼灭"。

人体甲状腺可以从体内摄取碘,然后在甲状腺腺体内利用碘来合成甲状腺激素,供人体使用。人体中可以摄取碘的器官主要为甲状腺,其他组织吸收碘的能力非常低,或者碘只在其中"来去匆匆"。甲状腺癌中乳头状癌和滤泡状癌是最常见的类型,都是分化型甲状腺癌,它们与正常的甲状腺细胞功能相似,也能够吸收碘,合成甲状腺激素。由于癌组织吸收碘-131后就可以杀死甲状腺癌细胞,因此现在利用这一特点,用碘-131治疗手术后残留的甲状腺组织,通过大剂量碘-131"杀灭"逃匿的癌组织。之后再通过服用甲状腺激素,比如左甲状腺素钠,弥补患者不能正常产生甲状腺激素的不足。

现有的研究表明,碘-131治疗明显降低了分化型甲状腺癌的复发率和死亡率,目前认为,分化型甲状腺癌的碘-131治疗主要适用于发生远处转移(肺、骨、脑等)的患者和高危患者。

开始碘-131治疗前应行碘-131全身扫描,了解是否有能够摄取碘的甲状腺组织存在。当正常甲状腺组织残留较多时,肿瘤细胞往往"隐匿"其中,所以使用碘-131治疗时一般要求切除全部甲状腺。此外,治疗前还需要吃含碘少的食物2~4周,用来促进碘-131治疗的效果。

碘-131的剂量应视具体情况而定,根据个体情况不同,每次 30～150 mCi[①] 不等。目前没有绝对的使用剂量,但是随累积剂量的增加,碘-131 治疗的急慢性并发症也随之增加,如骨髓抑制、生殖功能抑制、黏液性水肿、放射性肺炎、肺纤维化、唾液腺损伤、鼻泪管堵塞,以及继发性肿瘤等。因此,专科医生要熟练掌握碘-131 治疗的使用指南,并权衡碘-131 重复治疗的利弊。

碘-131 治疗前,不得不知的七件事

碘-131 治疗非常简便,但患者接受碘-131 治疗并非只是服一两次药那么简单,在应用这种治疗前必须要做一些准备。

(1)甲状腺癌患者要在碘-131 治疗前接受外科的甲状腺全切或次全切术。

(2)配合医生做甲状腺摄碘-131 率和甲状腺扫描或 B 超,以方便医生详细计算所需要的碘剂量,接受核医学科医生的综合评估分析。

(3)甲状腺癌患者停用甲状腺激素,使 TSH 升高。

(4)避免摄入含碘食物。请大家记住一个数字,日摄碘量小于 50 μg 即为低碘饮食。含碘最高的食物是海产品,如裙带菜、海带、紫菜、干贝、海参、海蜇等,大家要特别注意!

(5)之前应用抗甲状腺药物治疗的甲亢患者应至少停药一周,丙硫类需适当延长。病情严重者可在治疗前 3 天停药。

(6)治疗前需做详细的血、尿及心脏等检查,评估是否适宜做碘-131 治疗。

(7)进行放射性治疗前后几天应注意休息,避免剧烈运动。

---

① Ci 指放射性活度的单位居里,为纪念著名科学家玛丽·居里而命名。

碘-131 治疗后的隔离与辐射防护

很多分化型甲状腺癌患者对碘-131 治疗后为何需要隔离感到不解，内心也会非常恐慌。放射性核素治疗对人体的伤害有多大？隔离与辐射防护到底有多重要呢？

由于绝大部分甲状腺癌患者在进行碘-131 治疗时，都已经做了甲状腺手术，切除了绝大部分的甲状腺组织，通常情况下残余的甲状腺组织不到原先的 5%。所以，当进行了碘-131 治疗后，即使是一般最能吸收碘-131 的甲状腺组织也估计只有 1%～3%。因此，即使在使用最大剂量的情况下，真正被甲状腺组织吸收的碘-131 量也是非常少的。绝大部分碘-131 会进入胃肠道和泌尿道，随后随着尿液、粪便排泄出去。在服用碘-131 后的最初几天里，排泄物中的放射性是非常大的，所以为了防止排泄物污染环境，要求患者住院治疗。开展碘-131 治疗的医院一般都会设置专门的隔离病房与特殊的污水处理系统，其目的就是防止放射性排泄物对环境的污染。

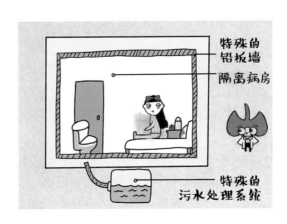

那需要隔离多长时间呢？碘-131的半衰期是8天，即在8天后，放射性的量会自行减少50%，也就是说在服了碘-131后，就算没有排泄，放射性的量也会减少一半。正常情况下，加上人体的排泄，大概7天后，患者体内的放射性量就极低了。

如果一些患者没有条件住院隔离该怎么办呢？这是否就意味着患者无法进行碘-131治疗呢？也并非如此。实在无法住院隔离的患者，也可以在家隔离。因为碘-131是一种高能量的放射性同位素，所以它最理想的防护方法是住在铅屏蔽的房子里，或者穿铅衣，但绝大多数居家隔离患者没有这样的条件，那么居家隔离就需要注意几个要点：①在每次大小便后用水多次、大量地冲刷马桶，让放射性排泄物尽可能冲干净；②与家庭成员保持安全距离，比如自己单独住一个房间，与家人处于2米以上的距离；③缩短与家人接触的时间，如果家中有孕妇和婴幼儿，那么尽可能避免接触。

对"抛弃"碘的甲状腺癌并非束手无策

碘-131治疗效果好，安全性也很高，经过多年的临床实践和研究，这种治疗方式已经成为甲状腺癌的"有力武器"。可是，仍然有一些甲状腺癌病灶无法摄取碘-131，或者虽然摄取但仍然无法控制病情，或者经过反复治疗累积剂量已经超过600 mCi，但是患者的病情却仍然无好转。传统放化疗方式对这些甲状腺癌"束手无策"。

国内外正在不断寻找新的治疗方式，希望能够借此提高患者的寿命和生存质量。近年来，甲状腺癌分子病理学的研究取得了一些关键性突破，从基因层面上发现了可以用传统的治疗方法治疗这些甲状腺癌中的"钉子户"。根据这项新的发现，研究者们寻找到了新的治疗靶点,并针对这些靶点开发出新"武器"——分子靶向治疗药物。这些药物专门抑制肿瘤细胞的增殖,或者通过抑制血管生成,间接地抑制肿瘤细胞的增殖。

如何摆脱甲状腺癌的"纠缠"

甲状腺具有合成和释放甲状腺激素的作用,手术之后,甲状腺癌患者体内便无法再产生足够多的甲状腺激素。甲状腺激素的减少会促使体内促甲状腺激素(TSH)分泌增多;而促甲状腺激素分泌增加,可能会刺激"逃跑"的甲状腺癌细胞增生,从而引起甲状腺癌复发。

因此,患者手术治疗后需要长期甚至终身服用甲状腺激素。合理地使用甲状腺激素能够让体内的促甲状腺激素维持在比较低的水平,减少残余甲状腺组织和甲状腺癌细胞的增生,从而有效地抑制和防止甲状腺癌复发。同时,甲状腺激素也是维持身体组织正常新陈代谢所需要的重要激素。

国内外研究均表明,手术后服用甲状腺激素可以使促甲状腺激素水平长期维持在合理的低水平,从而可以大大减少甲状腺癌的复发。所以,要想避免甲状腺癌复发,就应按照医生推荐的治疗方案,按时服用甲状腺激素。

 ## 治疗甲状腺癌的新"武器"

科学技术总是在不断进步,治疗甲状腺癌的新"武器"也一直在打造,如今新"武器"已横空出世,子弹上膛,蓄势待发。就让我们一起看看它的攻击力到底有多强劲。

难治性甲状腺癌如何治？试试粒子治疗

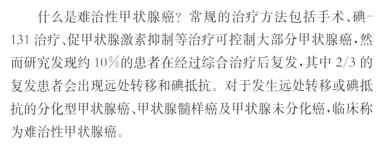

什么是难治性甲状腺癌？常规的治疗方法包括手术、碘-131治疗、促甲状腺激素抑制等治疗可控制大部分甲状腺癌，然而研究发现约10％的患者在经过综合治疗后复发，其中2/3的复发患者会出现远处转移和碘抵抗。对于发生远处转移或碘抵抗的分化型甲状腺癌、甲状腺髓样癌及甲状腺未分化癌，临床称为难治性甲状腺癌。

难治性甲状腺癌的治疗现状是可选择的治疗方法较少且效率低。目前主要有四种治疗方式。一是局部手术治疗，2015年美国甲状腺学会更新后的《成人甲状腺结节与分化型甲状腺癌诊治指南》中提到，对于难治性甲状腺癌优先选择局部治疗，还有学者建议甲状腺癌若出现侵袭性病灶应行手术治疗。但不能否认的是，手术不易完全切除肿瘤，甲状旁腺和喉返神经损伤的发生率较高。二是体外放疗，它可作为高危易复发患者的辅助治疗，但是由于甲状腺癌对放疗敏感性不高及周边正常组织的限制，放疗难以根治甲状腺癌，并且目前还没有研究证明放疗能够提高甲状腺癌患者的生存率。三是全身治疗，甲状腺癌全身化疗有效率仅为0～20％，不推荐作为常规方法应用。四是用索拉非尼、仑伐替尼等靶向药物治疗，但由于价格昂贵，仅有小部分人群应用。因此，在目前的治疗背景下，粒子植入近距离治疗手段应运而生。

1）什么是粒子治疗？

粒子治疗的全称为放射性粒子植入治疗。它是通过影像学技术引导将包含放射性核素的金属粒子源直接植入肿瘤内，粒子被植入肿瘤后，就像连发的机关枪一样，不停地向肿瘤放射射线,使癌细胞坏死凋亡。这样一来,大部分肿瘤都会有不同程度的缩小或消失,达到杀伤肿瘤细胞的目的。甲状腺癌放射性粒子植入治疗中常用的粒子为碘-125(^{125}I)粒子。

2) 粒子治疗的疗效如何?

粒子治疗在 2001 年走入中国之前就已拥有 100 多年的历史。经过长达近 20 年的临床应用后发现,它不但可以延长晚期患者的生存期、缓解癌痛等症状,还能使局部肿瘤缩小或消失。放射性粒子最开始用于治疗一期和二期低危前列腺癌,它的疗效与手术效果几乎一样,都可以达到根治的目的。

3) 粒子治疗的优点

据临床统计,在植入两个月后,对于原发灶的局部控制率可以达到 80%。而且 95% 的粒子射线被肿瘤吸收,杀伤肿瘤细胞更精准,因此粒子治疗对周边内脏损伤小,可以保留器官的功能。事实上,外照射的射线是从体外进入体内,它一定会经过一些正常的组织和器官,那么这些正常的组织器官就会受到一定的伤害。而粒子治疗是通过穿刺引导,把放射源放到肿瘤里面,直接近距离攻击肿瘤细胞,而不损害周围的正常细胞。就像打仗时用手榴弹炸碉堡,如果把手榴弹扔在碉堡外,那就需要很多的手榴弹才能炸死碉堡里面的敌人;如果把手榴弹扔进碉堡内,仅用一颗就可以炸死敌人。所以是距离越近越准确,而且对周围破坏性小。

总的来说,粒子治疗无论是在近期缓解症状,改善晚期肿瘤患者生活质量方面,还是在长期提高患者生存率方面都十分有效,值得积极推广。

肿瘤治疗的"利器"——放射性粒子植入治疗

放射性粒子植入治疗就是通过微创方式将多个封装好的具有一定规格、活度的放射源,经施源器或施源导管用多种植入方式直接植入肿瘤组织内部对肿瘤进行照射,达到治疗目的。详细地讲就是,核医学医师事先将肿瘤患者 CT、MRI 片所显示的资料输入一个三维立体定向计划系统内,并还原成肿瘤立体图像。然后结合使肿瘤组织致死所必需的放射剂量,制订植入肿瘤组织内的粒子分布数目和位置、活度以及引导针进针通路等术前计划。计划确定后,利用微创技术,比如腔镜,或在 CT、B 超等引导下经皮穿刺,用一套特殊的器械,像"布雷"一样,将长约为 4 mm、直径为 0.8 mm 的放射性粒子准确植入肿瘤靶区内部甚至植入外科手术切不干净的肿瘤瘤床、亚肿瘤区域以及可能转移的淋巴结中。放射性粒子在体内持续不断放出射线,可使肿瘤接受的剂量明显增加,达到高剂量靶区适形治疗。由于是持续性低剂量率的照射,能够对进入不同分裂周期的肿瘤细胞进行不间断的照射,增加了放射生物效应,提高了放疗疗效。肿瘤组织间植入的放射性粒子所产生的射线能量虽然不大,但能持续对肿瘤细胞起作用,不间断地杀伤肿瘤干细胞。经过足够的剂量和半衰期,即可使肿瘤细胞全部失去增殖能力。此外,碘–125 粒子在衰变过程中放射出低剂量的射线,对肿瘤组织进行不间断的持续照射,能够杀死不同时期裂变的肿瘤细胞和肿瘤周围乏氧细胞,因此可以有效地治疗肿瘤,防止肿瘤复发和转移,从而达到彻底根除的治疗效果。由于植入的放射性粒子发出的射线作用范围与肿瘤形态一致,从而可达到像手术刀切除一样的效果,所以又形象地称它为"粒子刀"。

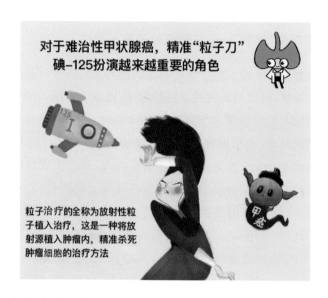

对于难治性甲状腺癌，精准"粒子刀"碘-125扮演越来越重要的角色

粒子治疗的全称为放射性粒子植入治疗，这是一种将放射源植入肿瘤内，精准杀死肿瘤细胞的治疗方法

　　部分患者认为把放射源植入体内是有危险的，这里我们做一个解释，治疗中所使用的粒子是低能的核素，穿透距离短，有效射程为1.7cm，因此不会损伤周围正常组织，更不会引起全身症状。在最大限度杀死肿瘤细胞的同时，减少对周围正常组织的损伤，并且对周围人群的影响也非常小。在有些国家和地区，患者做完"粒子刀"治疗以后，基本不做防护措施，直接回到社会和家庭中。只要与孕妇和儿童保持1米以上的距离，就基本可起到防护作用。为了进一步消除患者和家属对放射性的顾虑，我们会让患者在术后穿一件含铅的防射线衣，即使用专业射线探测器贴在衣服外面探测，射线含量与周围也是一样的，所以安全问题大可不必担心。

　　那么是否所有的患者都适合用"粒子刀"治疗呢？答案是否定的，它也有自己的选择对象。它适用于以下几种情况：①对于需要保留重要功能性组织或手术将累及重要脏器的肿瘤，应缩小手术范围,保留重要组织,行局限性病灶切除与近距离放射性粒子治疗相结合,且肿瘤直径小于 7 cm;②不愿手术,或者有根治手术禁忌,又或者有放疗禁忌的肿瘤患者;③术后或放射治疗后局部残留病灶;④单发转移性肿瘤病灶或术后孤立性肿瘤转移灶,失去手术价值者;⑤外放疗后由于剂量或组织耐受等原因造成癌残留灶;⑥行癌根治术后在其淋巴汇流区预防性植入,如乳腺癌根治术后在腋窝植入;⑦局部进展期肿瘤需粒子植入与外照射的综合治疗;⑧局部进展期难以用局部治疗方法控制,或者远处有转移但局部有严重症状者,为达到姑息治疗目的,可以行粒子植入治疗。

然而,也有一些患者不适合用"粒子刀"治疗,比如:①肿瘤质脆,易引发大出血者;②肿瘤靠近大血管并有感染和溃疡者;③恶病质,一般情况差,不能耐受治疗者;④估计患者寿命不能等待疗效出现。

临床有的患者也会非常好奇,一次粒子治疗需要植入多少粒子呢? 其实这主要取决于肿瘤的大小。肿瘤越大,需要植入的粒子数量就越多,这样才能达到效果。有时候复查发现植入数量不够,可以后续再补充植入。通常肿瘤越小,植入的数量越少,治疗效果越好,有的一次植入就能使肿瘤消失。

放射性粒子植入肿瘤后,多久能见效? 也是患者常关心的问题。当放射性粒子植入肿瘤后,会持续不断地释放射线攻击癌细胞,一旦射线能量累积到一定程度时,癌细胞就会因持续地被射线攻击而逐渐坏死。因此,放射性粒子杀灭癌细胞是一个持续而缓慢的过程,一般在粒子植入后 2～3 个月时,癌细胞坏死比较明显。如果是身体表面的肿瘤,可以看到肿瘤逐渐缩小;如果是在身体内部的肿瘤,需要借助 CT 或 B 超检查,可以看到肿瘤缩小或者有坏死的表现。常用放射性粒子的半衰期为 60 天左右，按照放射剂量逐渐衰减计算，其有效放射效应可以持续约 6 个月。也就是说，一次植入，半年内都会发挥放射治疗作用。

不过放射性粒子植入治疗只针对已经发生的肿瘤，能够杀灭植入部位的癌细胞，但对植入部位以外的癌细胞没有杀灭作用，也不能防止其他部位肿瘤的复发。因此，放射性粒子只是一个局部的治疗手段，必须与其他治疗手段配合，才能更全面、更有效地治疗。

"粒子刀"是难治性甲状腺癌患者的福音

回过头来，我们看看"粒子刀"在难治性甲状腺癌上的表现如何。现代研究表明，碘-125 粒子植入治疗对难治性分化型甲状腺癌（RAIR-DTC）的疗效也较好，它可以促进肿瘤缩小，提高肿瘤局部控制率，且引起的并发症少，也可减轻局部肿瘤引起的疼痛和气道狭窄症状。在治疗 RAIR-DTC 颈部转移癌上，如果能达到合适的剂量，可以获得更好的局部控制。所以说，"粒子刀"为无法进行碘-131 治疗的甲状腺癌患者以及因淋巴结转移不能手术的患者提供了一项有效的微创治疗手段，可谓他们的福音。

治疗甲状腺癌骨转移的终极"武器"

甲状腺癌一旦发生骨转移，患者的生活质量就会受到严重影响，蚀骨之痛难以忍受。为了让甲状腺癌晚期患者仍能获得较高生活质量,核医学也竭尽所能,带来了终极"武器"。

晚期骨转移的姑息治疗

晚期甲状腺癌会发生骨转移,以脊柱、骨盆、长骨干骺端为好发的转移部位。

甲状腺癌骨转移患者中 $50\%\sim90\%$ 有骨痛,$5\%\sim40\%$ 会发生病理性骨折,$10\%\sim20\%$ 有高钙血症,$<10\%$ 会出现脊柱不稳和脊髓神经根压迫症状,还有 $<10\%$ 会有骨髓抑制。骨痛是发生率最高的症状,而且患者常感受到的是长时间、持续性、无法缓解的剧烈疼痛。患者常常会有极度不适感,从而引发心理问题,变得焦虑、抑郁,自身感到乏力、食欲缺乏、失眠等。患者生活往往无法自理,影响日常生活以及社交生活,生活质量极低,患者长期居身于无法散去的阴霾之中。

骨转移癌属于晚期病变,很多患者会因为绝望而放弃治疗。临床针对这部分患者并没有置之不理,而是在努力提高患者晚期的生活质量,减轻痛苦。目前以姑息治疗为主,帮助患者缓解疼痛,尽可能恢复功能,改善生活质量;预防骨折以及积极治疗骨折;同时竭尽全力延缓肿瘤进展,延长患者的生存期。

目前针对骨转移癌及骨痛多采用综合性治疗,治疗方法有以下几种:手术、放疗(外放射治疗)、化疗、药物(如双膦酸盐、止痛药、激素及中药等)、营养支持治疗和放射性核素治疗,不同方法所希望且能达到的目标不同。

手术主要为了预防病理性骨折的发生,以及对已经发生的骨折进行干预治疗。放疗针对的骨转移人群为单发病灶,同时可以有效缓解骨痛,且控制局部病变发展,但不适用于多发性骨转移癌患者。化疗的疗效主要取决于肿瘤对化疗药物的敏感程度,但是绝大部分患者较难以忍受,因为化疗可能引起的全身不良反应比较多。双膦酸盐药物有预防和延缓骨相关事件发生的作用,它可以抑制破骨细胞活性,从而阻断病理性溶骨,但其并不直接针对肿瘤细胞,因此无法彻底消灭肿瘤细胞;止痛药主要用于缓解患者疼痛,但是对于骨转移灶本身无治疗作用,且长期用止痛药可能会产生一定的不良反应。

放射性核素治疗有其自身优势,它主要针对广泛性骨转移癌患者,目前已有 50 多年的历史,可以特异性杀死骨转移肿瘤细胞,从而发挥持久的镇痛作用。目前临床上常用于治疗骨转移癌的放射性核素包括$^{89}SrCl_2$(氯化锶-89,简称锶-89)、^{153}Sm-EDTMP、^{186}Re-HEDP 和 ^{188}Re-HEDP 等。其中,锶-89 在英国于 20 世纪 80 年代开始正式应用于临床,90 年代获美国 FDA 批准。与 ^{153}Sm-EDTMP 相比,锶-89 具有给药剂量低、毒性反应和不良反应小、疗效维持时间长等特点,目前临床应用更广泛。

蚀骨之痛,锶可疗之

锶-89 是一种亲骨性放射性核素,放射平均能量为 1.463 MeV 的 β 射线,半衰期为 50.6 天。锶与钙是同族元素,化学性质类似,进入体内后与钙一样参与骨矿物质的代谢。由于恶性肿瘤转移灶周围成骨细胞代谢活跃,因此静脉注射锶-89 后,转移病灶内锶-89 的摄取率可达到正常骨组织的 25 倍,并可长期滞留在癌灶中。有资料显示,注射后 90 天,骨转移灶内锶-89 的滞留量仍可达 88%,因此可持久地维持药效。

锶-89 治疗主要适用于临床、病理和影像学确诊的骨转移患者,可以缓解骨转移后所致的骨痛,但是并非所有的患者都适用,比如:①已经进行过细胞毒素治疗的患者;②放化疗后出现严重骨髓功能障碍的患者;③有严重肝肾功能障碍的患者;④脊柱转移灶压迫脊髓或脊神经根,出现截瘫症状的患者;⑤脊柱转移致病理性骨折的患者。另外,对于晚期或经历多次放化疗的患者,他们的基本情况已经极差,目前看来临床疗效不好,也需慎用。

　　患者在进行锶-89治疗前,还需要进行全身骨显像,检查肝、肾功能,进行电解质、血、尿常规检查;近期化疗的患者需要有1～2周时间间隔;低钙饮食,停用钙类制剂药物3天以上,注射前后2天内最好停用膦酸盐类药物,以利锶-89的吸收。